身體不健康 腸漏先知道

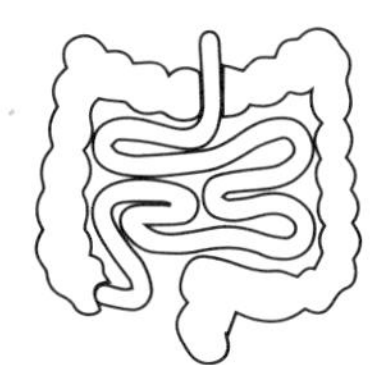

腸胃專科醫師整合最新醫學研究，
戰勝過敏、慢性病、壓力情緒、免疫失調　新世代腸道重建療法！

胃腸肝膽專科醫師　何兆芬——著

suncolor 三采文化

推薦序①

幫助孩子在健康的身體下努力學習！

能為何兆芬醫師十五年臨床工作經驗整理出的新書寫序，是我的榮幸。

我是十三、四年前，在一個介紹自閉症生物醫學治療的演講中認識何醫師的。兆芬在此演講中擔任引言人，當時，她已在為自閉症孩子的生物醫療領域努力，而我是診斷及治療自閉症患者的兒童精神科醫師。

國外有團體推動對自閉症患者，除了行為及藥物外的治療，也對孩子做生理的檢測，如：食物過敏、飲食控制、腸胃的修復及營養品補充等生物醫學治療。身為自閉症醫學的專業人員，尋找有效的治療模式，我別無旁貸，在兆芬醫師指導下，她教我解讀每一份孩子的測驗報告，如何做飲食控制、如何修護腸道系統、如何補充維生素及微量元素。

我們團隊收集了近五十位自閉症孩子的生理檢查數據，加入到何醫師的大量個案群中，讓我們對孩子的生理狀況有更多了解。但自閉症的成因至今無明確答案，畢竟影響患者症狀有太多的因素及變數，每位個案治療效果也不一。

但二〇一〇年Gastroenterology研究論文指出，自閉症患者腸漏的比例有百分之三十六點七，正常人只有百分之四點八，自閉症孩子的一等血親中，約有百分之二十一點二有腸漏症，而正常人的一等血親中只有百分之四點八。由此可見，自閉症與腸漏之間是有關連的。

而生物醫學治療效果明顯改善個案生理狀況，但對自閉症核心症狀改善卻仍存在差異；找出過敏原做飲食控制、補充益生菌等，孩子過敏症狀改善，生理發炎反應減少，情緒變得較平穩；而腸胃獲得修復，孩子的吸收變好，身體抵抗力變好，這些現象在過動症、過敏的孩子身上也能見到。

許多自閉症孩子合併了肌肉張力低、動作協調度不佳、感官過度敏銳，會影響其每日的生活。雖然生理症狀有所改善，但核心症狀仍須持續透過教育、藥物及心理、行為、語言、職能的治療。

兆芬醫師用普科的精神，將生物醫學用文圖介紹給讀者，教我們一起照顧患者，不僅包含發展、情緒、行為的問題，也一同重視患者生理上的困擾，幫助孩子們在健康的身體下努力學習。

兒童青少年專科醫師‧宇寧身心診所負責人
吳佑佑

腸漏、腦漏——另類「腸枯思竭」

腸漏是現代人隱性流行病的根源，可能引起自體免疫疾病、代謝症候群、神經系統疾病，腸漏甚至與癌症、糖尿病、非酒精性脂肪肝炎及自閉症息息相關。因為腸道是人體最大的器官，除了消化吸收之外，腸道內的免疫系統，是人體抵抗力的重要防線。此外，腸道裡的神經分佈密度僅次於大腦，所以堪稱是人體的第二大腦。再加上腸道中的菌叢所扮演的生態平衡角色，腸道健康實在是不容忽視。

身為生物技術研發學者，深切領悟到「免疫」、「神經」及「微生物群」之「菌腸腦軸」領域，是操控高齡化的現代人健康的重要因子，也是目前尚無法滿足醫療需求的重要課題。過去十多年在杜克大學醫學中心從事腦癌研究時，同事Laura Hale教授就常論及腸漏影響全身健康之嚴重性。二〇一五年回國服務後，何醫師談起她將撰寫有關「腸漏」之書籍，十分期待她為國人帶來健康福音。

何醫師這本新書《身體不健康，腸漏先知道》令人驚艷。何醫師不僅將其詳盡蒐羅匯整之研究資訊，做深入淺出的介紹和說明，幫助大家了解腸漏的成因及其對人體健康各層面的影響，以灌輸民眾正確的健康知識與保養概念。此外，何醫師更以她豐富的胃腸肝膽科臨床經驗，配合腸漏導致傷肝、傷腦的實際案例說明，提供讀者最實質的飲食、生活、與醫療建議。拜讀手稿後，領悟到，也許「腸漏，腦漏」是一種另類的「腸枯思竭」的兆因吧！

《身體不健康，腸漏先知道》的確是一本值得研讀的醫學生活指南，值得推薦給大家，我們可以按照何醫師書中所做的建議，奉行5R計畫，重建自己的腸道屏障，好讓自己不再陷入「腸枯思竭」，「腸漏、腦漏」的窘境。

生技中心生物製藥研究所副所長・美國杜克大學兼任副教授
官建村

推薦序③

健康之道　首在保腸

隨著人口的老化，人們對保健養生之需求日增，「營養醫學」終成顯學。近年來「腸道菌群與人體健康及疾病」更是熱門話題。因為人體腸道住滿無比巨量微生物，單就細菌而言，數目即高達百兆以上，種類千百種，重達一公斤之上。而人體百分之七十的免疫細胞都在腸道，透過「腸腦」的「菌－腸－腦軸」，調控全身的神經傳導、內分泌、消化代謝、免疫功能，攸關全身的健康及疾病。

腸道菌群生態失衡、失去菌叢的多樣性，是影響腸道黏膜屏障保護功能，導致腸道疾病的主因。因此改善菌群的多樣性、維持好菌的發酵作用優勢、減少壞菌的腐敗作用、讓菌群能穩定平衡，乃是不二法門。透過規律的生活方式、飲食習慣（蔬果之纖維質、酵素及植化素）、運動、休息睡眠、壓力調適、必要時補充適量的益生菌應是可行之道。

作者是資深消化內科專科醫師，鑽研「功能醫學」、腸漏及自閉症多年有成。本書從詳細的細胞組織解剖構造、生理機能，尤其著重腸道黏膜的研究，來探討種種的慢性疾病，讓我們對腸漏症、乳糜瀉、自體免疫疾病、代謝症候群（肥胖、糖尿病、脂肪肝病、高血脂）、自閉症、發炎性腸疾、腸躁症等與腸道黏膜、菌群生態的影響，頗具重要參考價值，不僅一般民眾，對從事醫療相關的工作人員，更是值得人手一冊的好書。

林口長庚醫院　前胃腸科主任、教授、顧問醫師

陳邦基

作者序

所有的疾病皆始於腸道！

「醫師，三采出版社想邀你寫一本書……」雖然開了一家診所，但奔波於家庭和工作之間的我，診所採預約制，這樣才能善用一天僅僅二十四小時的時間。

我自忖這是一個很可怕的任務，雖然關於「腸漏症」的訊息已經見諸某些書籍，但絕大多數人似乎仍不了解腸漏症是什麼？不了解吃正確的食物（食療）可以減少甚至取代藥物！

我身為消化系專科醫師，又是美國功能性醫學會會員，在診所也總是幫病人調理腸道以對治各種難纏疾病；在臉書與部落格上，也一再對讀者衛教腸道健康的重要，那麼，我是否願意在已經滿檔的生活中，擠出時間寫一本具有教育意義的書呢？這讓我陷入長考……

回顧我的醫學養成之路，大學念的是台灣大學農業化學系，念到大四時，我去修了獸醫系賴秀穗教授開的免疫學課程，他是我免疫學的啟蒙老師，本想出國去念免疫學，在出國的推薦函中，賴教授說我是他遇到的TOP3的學生，真是受寵若驚！

而後我有幸在已故成大醫學院黃崑巖院長建立的學士後醫學系制度下，考進了長庚醫學院學士後醫學系，最後選擇胃腸肝膽科作為主科。但喜歡免疫學的我，為何不走風濕免疫科呢？因為三十年前風濕免疫科可使用的武器實在太少了。

當時醫界女醫師還不多，謝謝長庚胃腸肝膽科方昆敏主任給我機會，成為消化系醫學會的一員。因為生為人母才離開長庚醫院，進入一家健診中心，在那裡發現了很多健檢報告全部正常，但自覺生活品質和健康不佳的病人，我相信沒有這麼多的人喜歡無病呻吟，所以在民國九十年九一一事件時，隻身前往美國西雅圖功能性醫學總部上課。

所謂「功能性醫學」，即是在還未產生結構性、器官性的改變，成為臨床上病症表現前，依據生化學、免疫學和營養學等，做進一步更深入的檢查，提前瞭解問題的癥結所在，以貫徹「預防重於治療」的觀念。

回國後，有幸得到中山醫院陳福民董事長的支持，他是一位德高望重、具有先知卓見的醫界大老，在聽完我兩次功能性醫學在腸胃道和肝膽系統的報告後，成立了杏群預防醫學中心，讓我有機會用功能性醫學照顧全人的信念，幫助更多的病人。

爾後我開始照顧自閉症的孩子們，但這並非巧合，因為百分之七十的自閉症患者會出現腸胃道症狀。在二〇一〇年腸胃和肝臟期刊（JGH）有一篇研究報告指出，自閉症小孩的腸道菌叢和發酵產物的確是與常人不同。

在門診時我常對病患解釋，腸壁就像房子的牆壁，靠近管腔的黏膜層好比油漆和水泥層，上皮細胞層好比磚塊層。如果油漆水泥剝落磚塊裂開，則雨水強風就灌進來了，住在屋內的人們就必須立即起身動作，拿鍋碗瓢盆接水，拿毛巾膠布把縫堵住，就好比黏膜固有層的免疫細胞（T細胞、B細胞、肥大細胞、巨噬細胞、樹突細胞等）全員出動準備應戰。

更可怕的是，補東牆又漏西牆，處處崩裂樓就塌了，人就生病了，戰爭要拉到什麼層級？身體能否儘快恢復，就看體內生態系（菌腸腦軸）能否儘快恢復平衡，而其中的關鍵就是免疫系統。

我終於下定決心寫此書！希望藉此書傳達的是，消化道絕對不只負責消化和吸收，長達九公尺的腸道是由好幾個結構和功能專一的段落組合而成，為了維持每一段腸道的平衡，有不同的黏膜和上皮細胞及特化的免疫細胞！而腸神經系統有五億個神經元之多，稱為第二個大腦，整個消化道的神經傳導物質和荷爾蒙的分泌經由菌-腸-腦軸影響了人的情緒、食慾和睡眠。

所以，醫學之父希波克拉底（Hippocrates）早在西元前三世紀就曾說過：「所有的疾病皆始於腸道。」

因此，腸道的保健真的很重要，請翻開《身體不健康，腸漏先知道》，好好對待自己的腸道，就等於保健康。

何兆芬

目錄

Part 1 治好腸漏，從了解腸道開始！

Part 2 自體免疫疾病，始於腸道

Part

百病源頭——腸漏症

Part 4

治好腸漏，打造互利共生的好菌！

Part 5 腸漏，造就現代流行病！

Part 6 5R計畫，重建你的腸道屏障！

Part 1

治好腸漏，從了解腸道開始！

LEAKY
GUT
SYNDROM

人體最大的器官——腸道

若把整個小腸攤平，計算其腸壁、皺褶、絨毛到微絨毛相加起來的表面積，約兩個網球場大小，因此，說小腸是人體最大的器官也不為過。

「腸漏」這個有點熟悉又陌生的新世代名詞，儼然成了現代慢性病長久不癒的根源，如何治好腸漏很重要，也是大家都想知道的，但想治好這個一直被眾人忽略的隱性疾病，不是那麼容易的事。

原因在於腸道是人體最大的器官，也是免疫的最前線，影響著整體身心的健康狀況，如果不先回溯源頭，從徹底了解此器官著手、它在人體免疫系統扮演的重要角色、導致腸漏的原因為何，以及如何打造出與人體互利共生的腸道菌，想要「治好、治癒」真的不容易。

本書絕不是輕描淡寫、僅僅單純告訴你如何保養腸道、多服用好菌等而已，請你一定要真的了解腸道，從源頭解決腸漏成因，才可能真正遠離疾病的侵襲！

小腸，人體最長的器官

我們的消化道，從嘴巴到肛門，總長度約達九公尺。其中食道約三十公分，到達胃的部分，容積約四公升，然後進入小腸，長度達五～六公尺，這是人體最長的器官。最後進入大腸，這消化道中的最後一哩路，長度約一・五～兩公尺左右。要注意的是，每個人的消化道長短會有差異，以上的數字是個平均值，大略的數字（請見P.26「消化道的長度與其功能」的圖解說明）。

消化道的長度與其功能

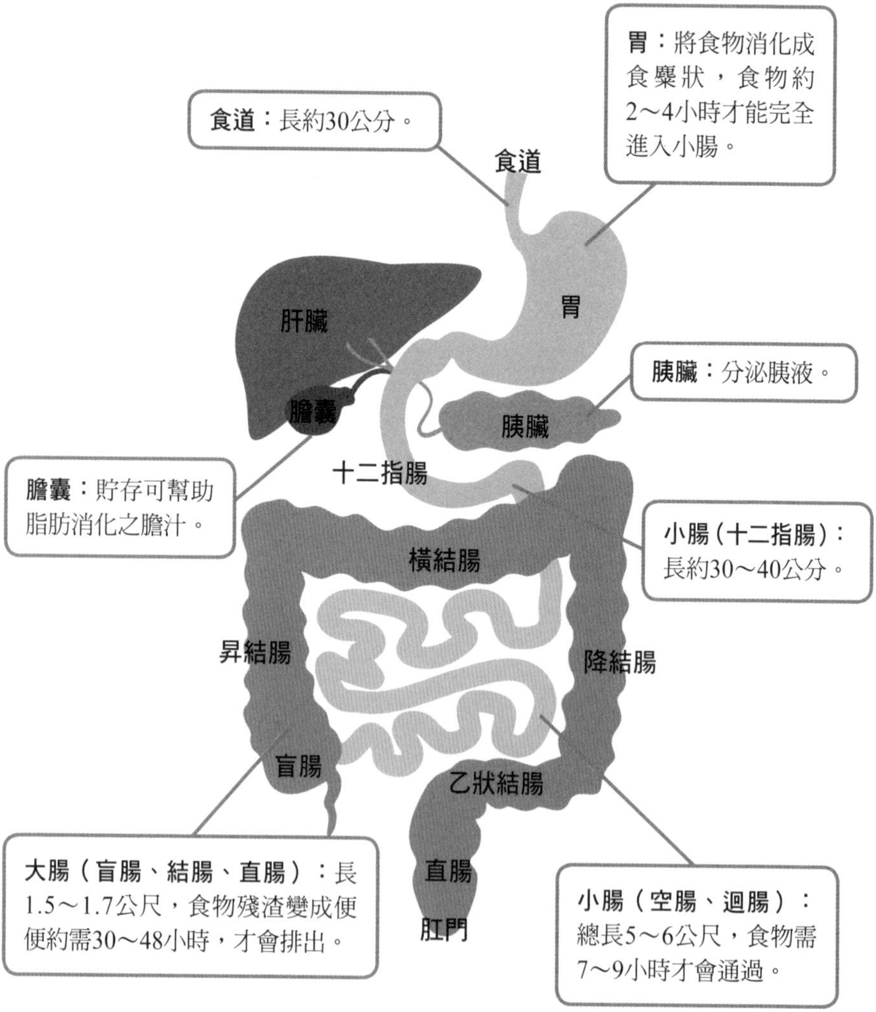

胃：將食物消化成食糜狀，食物約2～4小時才能完全進入小腸。
食道：長約30公分。
食道
胃
肝臟
膽囊
胰臟：分泌胰液。
胰臟
十二指腸
膽囊：貯存可幫助脂肪消化之膽汁。
小腸（十二指腸）：長約30～40公分。
橫結腸
昇結腸
降結腸
盲腸
乙狀結腸
大腸（盲腸、結腸、直腸）：長1.5～1.7公尺，食物殘渣變成便便約需30～48小時，才會排出。
直腸
肛門
小腸（空腸、迴腸）：總長5～6公尺，食物需7～9小時才會通過。

小腸，表面積為皮膚的百倍

小腸的直徑約兩公分，為了增加吸收的表面積，小腸內有皺褶，這些皺褶長度約一公分，皺褶的表面布滿絨毛，絨毛的長度約零．二公厘，絨毛上又有微絨毛，長度為2μm❶（請見P.28「腸道面積微觀」的圖解說明）。

因此，若把整個小腸攤平，計算其腸壁、皺褶、絨毛到微絨毛相加起來的表面積，將大於兩百平方公尺，約為兩個網球場大小。

相對於體內的其他表面積較大的器官，如肺泡，表面積約為七十平方公尺，而肉眼可見的皮膚只有二平方公尺。隱藏在我們腹部的器官——小腸，其表面積為皮膚的一百倍！因此，說小腸是人體最大的器官也不為過。

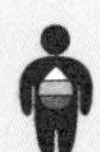

人類腸道面積約一個套房大小？

腸道是人體重要器官，醫學上的研究自然不少，也有另一說法：有兩位來自瑞典哥德堡大學（University of Gothenberg）腸胃外科的研究員，范德克（Lars Fändriks）和赫蘭德（Herbert Helander）推翻了教科書中關於腸道面積的描述，他們算出人類腸道的面積約為32平方公尺，大約是一個正常套房的大小。

腸道面積微觀

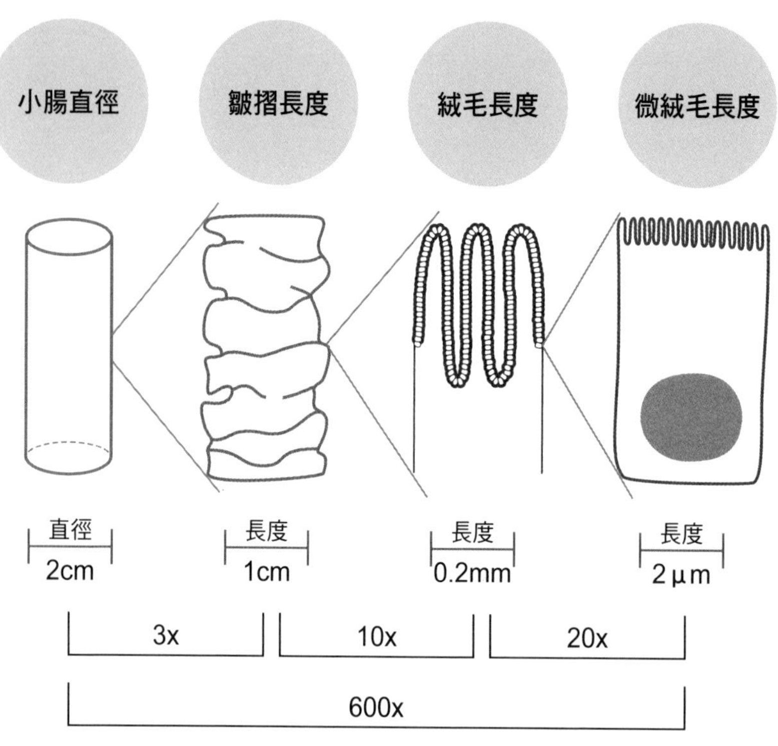

小腸直徑約2公分，為了增加吸收的表面積，小腸內有皺褶，這些皺褶長度約1公分，皺褶表面佈滿絨毛，絨毛長度約0.2mm，絨毛上又有微絨毛，長度為2μm。

水進入消化道後多被小腸吸收

人體每天進入到消化系統的液體約九公升，其中，喝進來的液體（含喝的水、湯、攝食的蔬果中所含的水分）約兩公升，唾液約一・五公升，胃液為二公升，膽汁是〇・八公升，胰液是一・五公升，小腸分泌的液體為二公升。為何人體消化道需要這麼多水分？因為身體所有的生化反應，都需要「水」才能氧化還原，而且食物要完全消化吸收，也需要水。

當九公升的水進入消化道後，大部分被小腸所吸收，到了大腸後，只剩下一・五～二公升的水，最後從肛門透過糞便排出時，只剩下〇・一公升。

消化十五頭大象的繁重工作量

有科學家計算過，人一生約要吃下與十五頭大象同等重量的食物。一頭大象約四～五公噸，所以人一生約要吃進六十～七十五公噸的食物。

當然以上的數字也是個平均數，有些人是大胃王，有些人的食量像小鳥一樣，情況不一而足。但不管這一輩子會吃進五十公噸，還是八十公噸的食物，都代表了身體的消化系統勤勉工作的程度，**從一個人出生後開始喝奶、到死前嚥下最後一口食物，我們體內消化道的工作量可用「繁重」來形容**。

消化道的各部位分工

胃的功能　如同食物調理機

胃可以儲存、混合、消化食物，就像食物調理機，透過肌肉收縮與胃液的分泌，將食物進一步分解，使大分子分解成較小的分子，往十二指腸推進，以利進一步的消化與吸收。

小腸的功能　三階段：消化→吸收→免疫

小腸共分三段，其中**第一段叫「十二指腸」**，長度很短，呈「ㄈ」字型，膽汁、胰液都會進入其中，主要負責消化。

小腸的第二段是「空腸」，這裡主要執行食物營養素與水分的吸收，為了增加吸收的表面積，所以空腸裡有許多皺褶，淋巴結很少。

小腸的第三段是「迴腸」，食物到了這裡雖然還是能被吸收，但主要的吸收工作在空腸就已經執行完了，所以解剖圖顯示，迴腸的皺褶就少了很多，但內部的淋巴結密密麻麻，這裡就是**免疫系統在做「區分敵我」的最主要戰場**，剩餘的食物殘渣被輸往大腸。

大腸的功能　形成糞便

大腸結構包括盲腸、結腸（升結腸、橫結腸、降結腸、乙狀結腸）、直腸，最後才是肛門，主要是吸收從小腸來，剩餘的食物殘渣中的水分與電解質。最後，無用的部分就形成糞便、做短暫的儲存，然後將糞便排出。

盲腸的內後壁連接著闌尾，因為闌尾中有黏膜層淋巴組織，因此對於人體的免疫力來說，闌尾應有其功能。

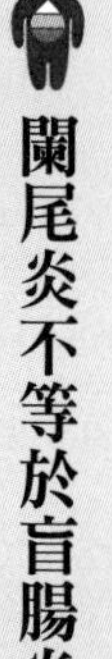

闌尾炎不等於盲腸炎

盲腸屬於大腸近端，是腸道很重要的發酵槽，結構上就像一個小小的袋子，這裡是產生短鏈脂肪酸的主要區域。

闌尾位於盲腸與迴腸之間，與盲腸相連。闌尾裡面有許多淋巴結，屬於免疫系統的一部分，但因為它有時會發炎，因此民間常說的「盲腸炎」、「割盲腸」，其實指的不是盲腸部位，而是「闌尾」。

但在臨床上，有些被誤割的闌尾，原因是很多人因為「脹氣」腹痛就醫。前面說過，盲腸是小腸與大腸相接的地方，蠕動本就不同，也是發酵之所在，代表這裡容易有氣體產生，於是特別容易發生脹氣，但盲腸與闌尾的位置很近，不容易分清楚痛的位置，如果此人過瘦、曾開過刀有腸沾黏的現象，就容易發生嚴重的脹氣痛。

脹氣壓迫腹壁，引起腹壁的神經痛，這時也會有觸痛點，讓醫師一時之間也難以分辨，就誤把闌尾割了。

雖然割掉闌尾不會有明顯的影響，但沒有找到腹痛的真正病因。脹氣可能是因為吃的纖維質不夠、腸道益菌不夠，導致盲腸發酵後的氣體也不對。例如有人吃了太多蛋白質食物，而這些蛋白質沒有被好好的消化吸收完畢，到了盲腸會產生酚（phenol）、氨（ammonia）、硫化氫（H_2S），這時不僅糞便與屁的味道會變臭，也容易有脹氣發生。

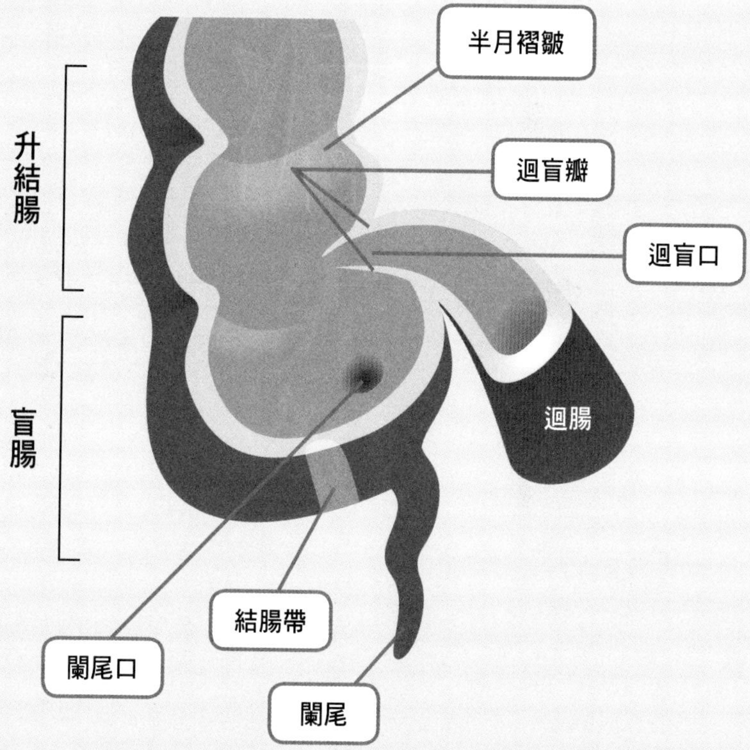

半月褶皺

升結腸

迴盲瓣

迴盲口

盲腸

迴腸

結腸帶

闌尾口

闌尾

消化道每個部位的酸鹼度不同

消化道很長，為了消化吸收，因此每個部位有不同的酸鹼度、不同的酵素，例如胃液是酸的，所以每毫升的胃液中只有10^1～10^2的細菌菌株，膽汁是鹼的，到了小腸液，pH值約為七・八～八之間，大腸的pH值介於五・六～六・三。

大腸酸鹼度受到短鏈脂肪酸（short-chain fatty acids，SCFAs）濃度的影響（短鏈脂肪酸的介紹請詳見P.35），而大腸近端指盲腸與升結腸部位，這裡有最多的腸道菌叢，而且其菌叢的繁殖複製能力最強，最多的纖維質原料（剛從小腸過來），所以成為最主要的「發酵槽」❷，會

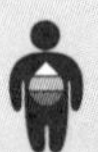

你的大便健康嗎？

如果吃進的纖維質愈多，讓大腸近端有更多營養物質可以發酵，製造出更多有益的短鏈脂肪酸，就會改變遠端大腸的酸鹼度，因此，我們糞便的酸鹼值是可以作為腸道健康的觀察指標，偏酸的糞便（例如pH值五・五）代表腸道中所含的短鏈脂肪酸愈多，可以將有毒性的物質，如：胺（amine）和氨（ammonia），離子化，有益於黏膜上皮細胞的健康，避免癌化的發生。

產生短鏈脂肪酸、氫氣、二氧化碳等物質。

近端大腸的短鏈脂肪酸濃度較高，所以pH值偏酸，約在五・六左右。百分之九十五的短鏈脂肪酸很快就被人體吸收、代謝、利用掉了，例如在橫結腸時，短鏈脂肪酸的濃度約為一四〇〇mol/kg，等到了乙狀結腸時，其濃度降為五五〇mol/kg❸，到了遠端大腸，短鏈脂肪酸會被吸收殆盡，所以遠端大腸的pH值變成偏鹼性，糞便的pH值約為六・三。

短鏈脂肪酸的妙用

短鏈脂肪酸是我們吃下的食物，當中的可溶性纖維（soluble fiber）與不可溶性纖維（insoluble fiber）與腸道菌共同發酵而成的代謝產物。短鏈脂肪酸包含乙酸、丙酸、丁酸，都是對人體很有用的代謝產物，乙酸、丙酸、丁酸的濃度比是六〇：二〇：二〇❹。

短鏈脂肪酸可以加強大腸黏膜的保護屏障，減少氧化壓力，調控代謝，抑制發炎反應，預防癌化的發生，也可以促進飽足感。

所以在臨床上，發生大腸病變的部位多在大腸遠端（降結腸、直腸、肛門一帶），這是因為短鏈脂肪酸在大腸前段就被吸收掉大半了，導致後面的含量較少，使得腸道發炎與癌化的機率大增。

乙酸 肌肉、腦部、心臟的能量來源

濃度比最高的乙酸會透過血液，進入腸道的周邊循環，被周邊組織的生化反應所運用，合成長鏈脂肪酸、麩醯胺酸（glutamine）、穀氨酸鹽（glutamate）和β-羥丁酸鹽（β-hydroxybutyrate），也是肌肉、腦部、心臟的能量來源，所以，由腸道菌發酵而成的短鏈脂肪酸提供了人體百分之十的能量來源。

丙酸 有抑制黴菌和細菌的功能

丙酸會進入肝臟的肝門靜脈循環（hepatic portal vein circulation），變成葡萄醣儲存，所以對肝醣的代謝是很重要的，且可以增加胰島素的敏感度。

而且丙酸具有抑制黴菌和細菌的功能，可以抑制引起細胞發炎的環氧化酵素（cyclo-oxygenase）活性，還能抑制淋巴球的複製，使身體的發炎反應盪下來。

丁酸 緩解腸躁症造成的腹瀉、水瀉

丁酸是大腸上皮細胞的滋養物，提供大腸上皮細胞百分之七十的能量所需，會伴隨著鈉離子與水分一起被上皮細胞吸收，因此當腸內有足夠的丁酸濃度，也比較不會腹瀉。有些腸躁症會造成腹瀉、水瀉的困擾，這時若腸內有足夠的丁酸，就可能緩解症狀。

當人缺乏丁酸時，容易發生潰瘍性大腸炎，甚至大腸癌。丁酸是過去醫界研究腸道健康時的標的物，但現在我們知道，會影響腸道健康的短鏈脂肪酸絕對不只有丁酸而已❺。

脂肪酸對人體的功效

脂肪酸結構為一直碳鏈，在其一端是羧基（COOH），可以建構細胞膜，產生能量提供細胞使用，並形成神經細胞。

- 短鏈脂肪酸（**SCFA**）：碳鏈小於5個碳原子，例如：乙酸、丙酸、丁酸。
- 中鏈脂肪酸（**MCFA**）：碳鏈8～14的碳原子，例如：肉荳蔻酸、月桂酸（椰子油的主成分）。
- 長鏈脂肪酸（**LCFA**）：碳鏈16個碳原子以上，例如：棕櫚油酸、亞麻油酸、花生四烯酸（AA）、EPA、DHA，在人腦中最多的長鏈脂肪酸是DHA和AA。

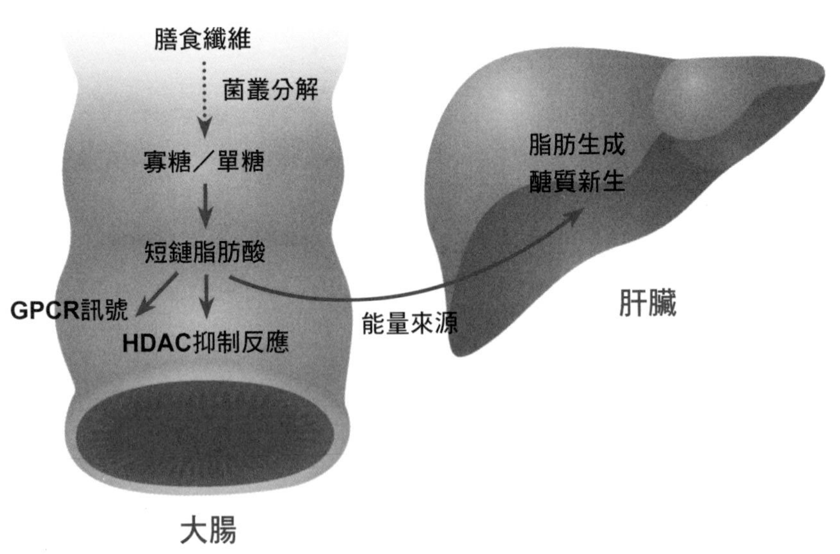

短鏈脂肪酸的兩項重要機轉

短鏈脂肪酸透過兩項機轉，產生抑制發炎反應與調控代謝的重要作用：

抑制發炎

短鏈脂肪酸可控制人體兩種發炎系統的表現——活化G蛋白偶聯受體（G-protein-coupled receptors，GPCR）和抑制組織蛋白去乙醯酶（Histone Deacetylase，HDAC），因此有抗發炎的功效。

簡稱GPCR的這種受體，人體中至少有二百五十種，超過一百個基因在負責，細胞內外訊息的傳遞都需要它們，宛如大門管理員，而和短鏈脂肪酸相關研究較多的是GPR41和GPR43❻❼❽❾。

簡稱HDAC的這個酵素，可以修改基因表現，HDAC的過度活化會發生巴金森氏症、憂鬱症和精神分裂症，研究指出抑制HDAC可以增進大腦認知的功能。

2 調控代謝

丙酸會調控G蛋白偶聯受體，而分泌「瘦素」（leptin），並促進交感神經，讓人產生飽足感，使食慾大減[10]。

現在有「菌腸腦軸」的說法，意指腸道中的菌叢也跟我們的大腦息息相關，主要原因是腸道菌發酵後所產生的代謝物丙酸，會影響人體的交感神經系統，而這也會連帶影響一個人的情緒、食慾、行為（「菌腸腦軸」詳細說明請見P.208）。

便祕是大問題

研究顯示，當腸子蠕動超過五十個小時，當中的糞便裡就完全測不到短鏈脂肪酸了，這也代表腸內可以抑制發炎的丁酸已經消耗殆盡。所以，超過三天未解便就稱之為「便祕」，宿便會把有用的物質都吸收光，而且導致大腸難以「呼吸」。但在此同時，大腸依舊在進行脫屑、分化等工作，當短鏈脂肪酸保護因子減少，腸道就暴露在更容易發炎與癌化的風險當中。

除此之外，宿便中的毒素也會被腸道再次吸收，進入血液裡，影響身體健康，這也是為何不能把便祕問題放著不管，長期便祕的確是健康的一大殺手，一定要積極處理。

腸道，人體抵抗力的重要防線

本書將主力放在「腸道黏膜」來探討的原因，是那一百兆個腸道菌雖很重要，但畢竟要「互利共生」地住在腸黏膜上，需仰賴強壯的黏膜，才能發揮功效，黏膜是身體很重要的介質，不可忽略。

黏膜，身體的重要介質

二〇〇五年，美國史丹佛大學的大衛・雷蒙教授（David Relmen）在《科學》（Science）期刊上，發表了第一篇以基因體學概念來研究腸道菌的論文，從那時起，許多專家談腸道就不再只著重消化吸收的功能，而是跨足到免疫的世界裡去。

這段期間坊間常見的書，重點多數是放在「腸道菌」，但我卻決定將主

力放在「腸道黏膜」的探討，原因是那一百兆個腸道菌雖然很重要，但畢竟要「互利共生」地住在腸黏膜上，仰賴黏膜的強壯，才能發揮功效。

要注意的是，在管腔中這一百兆個腸道菌是異種生物，**對身體而言是「外人」**，並非身體的細胞，只是它可以透過上皮細胞的緊密連接中，就像從門縫下遞一點好東西給身體，讓身體更強健，由此可見，黏膜是身體很重要的介質。

一同探索腸道結構與組織

身體的黏膜組織面積，是超乎我們想像的，除了腸道外，肺裡有黏膜，膀胱、眼睛中也有黏膜。肺裡的黏膜功用在氧氣、二氧化碳的交換，而腸道裡的黏膜主要工作在吸收食物裡的營養素與水分，而且是人體所有黏膜組織裡最豐富多樣的。

腸壁分很多層，有漿膜層、肌層、黏膜下層、黏膜層。其中的黏膜層上有一層上皮細胞，上面佈滿絨毛與微絨毛，在黏膜層下是黏膜固有層（lamina propria），有許多淋巴結埋在其中，當中住了很多免疫B細胞與T細胞，也有些小肌肉作為架構，與黏膜下層作為區隔。而現在大家都很熟悉其重要性的腸道菌，就是附著在黏膜層上（請見P45「腸道的防禦機制」）[11]。

腸道上皮細胞的第一個功能，是將分解後的食物小分子直接吸收進入人體，即所謂的跨細胞運動（transcellular movement），正常的情況下，不能走橫跨緊密連接的旁細胞運動（paracellular movement）。上皮細胞與細胞間有緊密連接（tight junction），這是由許多蛋白質組成與架構。

一百年前，醫界認為細胞間的緊密連接是像水泥一樣的架構，牢不可破，但事實上，它是由很多蛋白質形成的卡榫所組成，是可以調控的。另外，細胞間的緊密連接不僅存在於腸道中，在食道與胃中也有，食道與胃中的黏膜完全不透，其上皮細胞的連接是完全閉合的，一直要到小腸的第一段、十二指腸以下的部分，才開始有漏隙（leak），如此，身體才有辦法吸收食物的營養素與水分。而腸道是一個統稱，但其實要區分為小腸與大腸，且每一區段的功能與結構也不同。**依腸道在免疫上所發揮的作用**，由上而下，可分為下列三道重要防線（請見下頁圖「腸道的三道重要防線」）。

腸道的三道重要防線

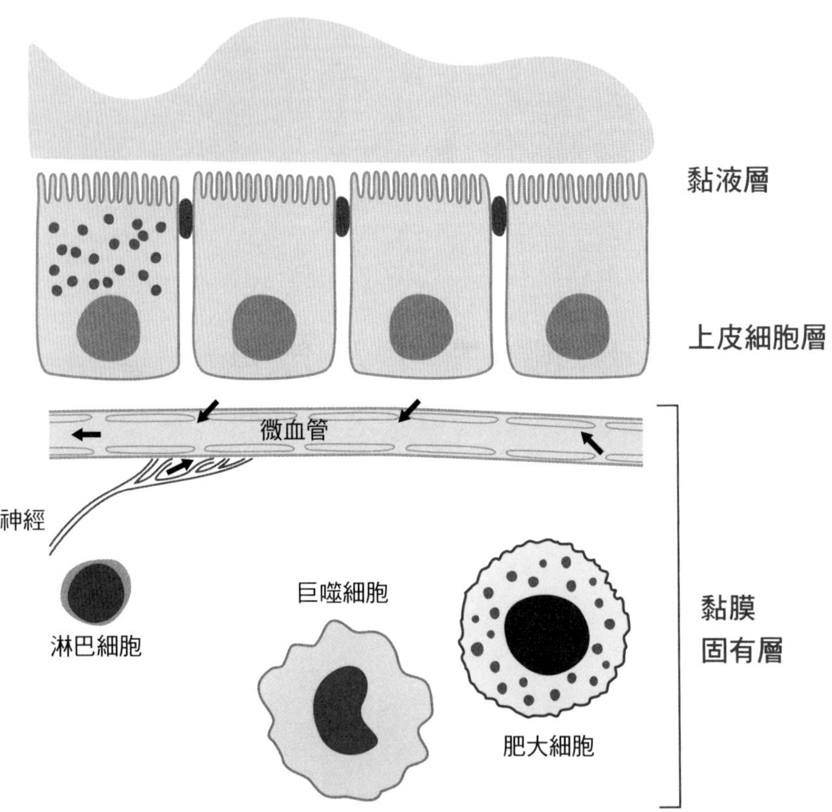

腸道是人體對於外來病原、過敏原展現防禦力的重要場所，其結構分：1.黏液層；2.上皮細胞層；3.黏膜固有層（駐有T細胞、肥大細胞、巨噬細胞等人體免疫細胞），本書將依此分層結構，逐一介紹腸道在人體對抗外敵時，扮演著那些重要角色、發揮那些功能。

第一道防線：黏液層

黏液層（mucus layer）有百分之九十五是水，剩下的百分之五是黏液（mucus），其中主要成分是黏蛋白，還有少量的磷脂質。這個比例是個大概，不是固定的。整個消化道，包括胃、小腸、膽道、胰管和膽囊都有特化的細胞，負責合成、包裹、釋放這些黏蛋白（mucin）。在腸道中，黏液的厚度大約是一百μm，但每個部位的厚薄也存在差異。

黏液組成，關乎腸道健康

腸道上皮細胞中的杯狀細胞（goblet cell）會分泌黏液，由腸道菌叢和其代謝物控制黏液的釋放，例如：短鏈脂肪酸、Th2（詳細說明請參照P.75）和白細胞介素（interleukin）等。小腸的上皮細胞中，杯狀細胞比例小於百分之十；而大腸的杯狀細胞則佔上皮細胞中的百分之二十五以上，因此大腸黏膜更強壯、更具有保護力，也因此可以對抗更多的菌株、避免腸道菌的侵犯。

黏液的主成分是黏蛋白，這是一種醣蛋白。人體中的胺基酸約有二十種，其中跟黏液有關的有四種，一是脯胺酸（proline），二是蘇胺酸（threonine），三是絲胺酸（serine），以上稱為PTS序列（sequences），會形成胜肽鏈的骨架，上面有醣類形成的支鏈黏在這骨架上，樣子就像一副魚骨頭。

半胱胺酸（cysteine）是第四種跟黏液有關的胺基酸，它的特色之一是含有硫（雙硫鍵，disulfide bonds），半胱胺酸的鍵架和醣化反應，形成了五十倍大的複合體，再經過水分的浸潤，形成了一大片水性的膠，這就是很強壯密實的黏液（mucus），才可以抵禦外來的病原或是過敏原入侵。

黏蛋白從muc1到muc21，其中muc2是最重要的，根據老鼠的實驗，缺乏muc2的老鼠，七週後會產生大腸炎，六～十二個月後會產生大腸癌，而且成長緩慢，可見這種物質對腸道健康的重要性[12]。

人體中有二十幾個基因專門負責黏液的製造，只要這些基因當中有缺陷，此人的黏膜組織就會比較脆弱，這也是為何克隆氏大腸炎、大腸癌等疾病有必要追溯其遺傳性的家族病史。

黏液層的組織與功能

黏液層覆蓋著上皮細胞，再下面是黏膜固有層。黏液層可以理解為一層「親水性的膠」，小腸與大腸裡都有黏液層的存在。小腸黏液層沒有分內外層，而且其黏液是鬆散的一層，細菌是可以穿透的。

大腸黏液層分為內和外兩層（inner layer;outer layer），內層組織緊實，沒有細菌存在；外層鬆散、可流動，腸鏡的抽吸即可移除，有細菌存在。內外兩層的成分差不多，但內層的醣蛋白（muc2）的濃度是外層的四倍。

黏液這層膠可經由剪力（shear force）和腸道的蠕動，把雜菌與毒素排出體外。在胃部，胃酸的pH值只有二・〇，非常酸，連一根鐵釘都可以融蝕，但經由這層膠的緩衝，pH值可由管腔中的二・〇調整到上皮細胞表層的七・〇。沒有這層膠，胃的上皮細胞就會被酸化，黏液層變薄，會導致胃痛、消化不良。

黏蛋白除了保護和潤滑的功能外，還可當作腸道菌的營養來源，這是一個互利共生的生態，有一些擬桿菌門的細菌會分解黏蛋白，提供醣蛋白作為腸道菌的能量來源，所以，**若某人平日吃的食物纖維太少，將導致腸道菌沒有食物可吃，它們甚至會反過來分解腸液，使黏液變薄，這樣腸道屏障就被破壞了，變得更容易發炎。**

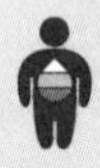

多喝水真的很重要！

台灣人普遍喝水喝得不夠。水喝太少不僅會導致便祕、膀胱、尿道炎，而且黏膜需要充足的水分構成強壯的黏液，當水分攝取太少，代表佈滿黏膜的腸道、膀胱、肺等部位處於容易發炎的狀態。

腎功能正常的人，每天的喝水量要依照個人的體重來計算，是：

體重（公斤）×三〇＝每天喝水量（毫升）

所以，一個成年人每日的喝水量大約是在兩千毫升上下，但有心臟病、腎臟病、肝硬化的人需要特別詢問自己的主治醫師，就怕因為腎功能不好，喝太多水會導致水中毒。

但不建議喝逆滲透水，逆滲透水也就是「純水」，等於把水中的礦物質都濾掉了，建議喝過濾並煮沸的水。不愛喝水的人可在水裡放一片切片的檸檬，除了增加風味以外，檸檬是鹼性的，適合壓力大、胃酸過多的年輕人食用。

所以，**黏蛋白會影響整個腸道菌叢的生態，它還會改變微生物的型態**，例如：白色念珠菌（黴菌的一種，會導致婦科的感染），當白色念珠菌是圓球狀的型態，代表對人體較無侵襲性；但當它長出菌絲，就能夠穿透黏液、侵襲人體。而黏蛋白可以使白色念珠菌維持在圓球狀，成為一種共生菌而非害菌[13]。

黏液層還有分泌型免疫球蛋白A（sIgA），這是人體保護黏膜系統很重要的一股免疫力（請詳見P.87）。

第二道防線：上皮細胞層

腸道上皮細胞是腸道先天免疫系統的要角，如果把黏液比喻為水泥，上皮細胞就是架構屏障的磚塊。它提供了物理屏障與化學屏障來保護人體，在空間上分隔了管腔中的細菌和固有層中的免疫細胞，以避免身體發生不必要的免疫發炎反應（請詳見P.82）。

腸道上皮細胞除了有「分隔島」隔離的功能外，還有傳遞訊息的功能[14]，也就是經由腸道菌與上皮細胞的對話，上皮細胞會釋放細胞介質，進而誘發T細胞的免疫反應，或經由抗原呈現細胞刺激B細胞反應，釋放出具有抗原專一性的免疫球蛋白A（sIgA）。

如果把管腔視為人體的外側，那腸道上皮細胞則無時無刻都在和外來物質對抗（包含食物與菌叢），就算後天免疫功能正常，但只要先天免疫系統有缺損，仍會造成克隆氏大腸炎等病症。

腸道上皮細胞有以下四種細胞：

①**腸上皮細胞（enterocyte cell）**：小腸內吸收營養素的細胞。

②**腸道內分泌細胞（enteroendocrine cell）**：會分泌血清素等。

③**杯狀細胞（goblet cell）**：會分泌黏液中的黏蛋白。

④**潘氏細胞（Paneth cell）**：位於小腸段，會分泌一種

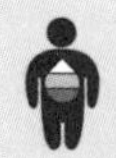

蛋白質構造

蛋白質＞胜肽＞胺基酸，胺基酸是構成蛋白質的最小分子。

抗菌胜肽鏈（AMP, antimicrobial peptides）如α-防禦素（defensins）、凝集素（lectins）等，小腸的抑菌機制主要靠潘氏細胞[15]。

其中的腸道內分泌細胞，會溝通、連結中樞神經與腸道的自主神經，並經由荷爾蒙的分泌來調節腸道和中樞神經系統（菌、腸、腦軸）（請詳見P.200）。

潘氏細胞所分泌的抗菌胜肽鏈（AMP），具胺基酸成分，是帶陽性電價的小分子蛋白質，可跟帶陰性電價的細菌細胞膜反應，在細菌上戳洞，使之死亡，因此可滅菌、保護人體[16]。

大腸沒有潘氏細胞，所以不會分泌抗菌胜肽鏈，那大腸除了黏液層以外，還有什麼機制可以隔離細菌、自我保護呢？最近醫界發現了一種高度醣化的磷脂肌醇蛋白，它會駐紮在大腸上皮細胞的最頂端，並會釋放到管腔中，專門鍵結有纖毛的細菌屬，例如：大腸桿菌屬、幽門螺旋桿菌屬等。

上皮細胞在濾泡相關上皮細胞（follicle associated epithelium,FAE）處，還有特化的M細胞（M cells），可運送抗原至淋巴結內，進而誘發抗原特異性的IgA，對抗入侵的病原[17]。

小腸與大腸的組成差異

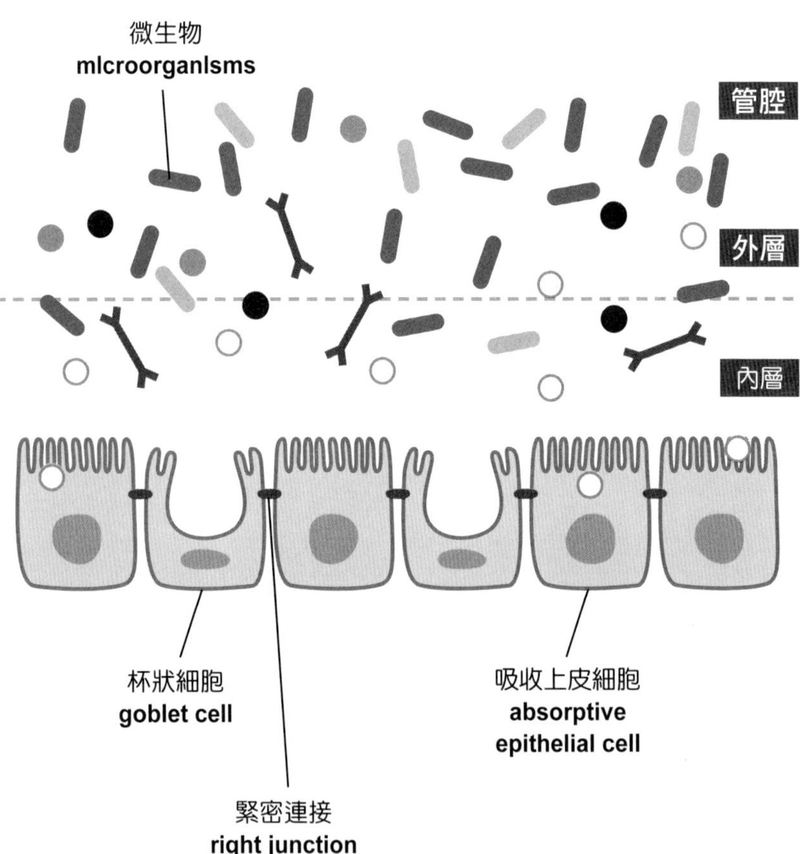
大腸
large intestine
微生物
mlcroorganlsms
管腔
外層
內層
杯狀細胞
goblet cell
吸收上皮細胞
absorptive
epithelial cell
緊密連接
right junction

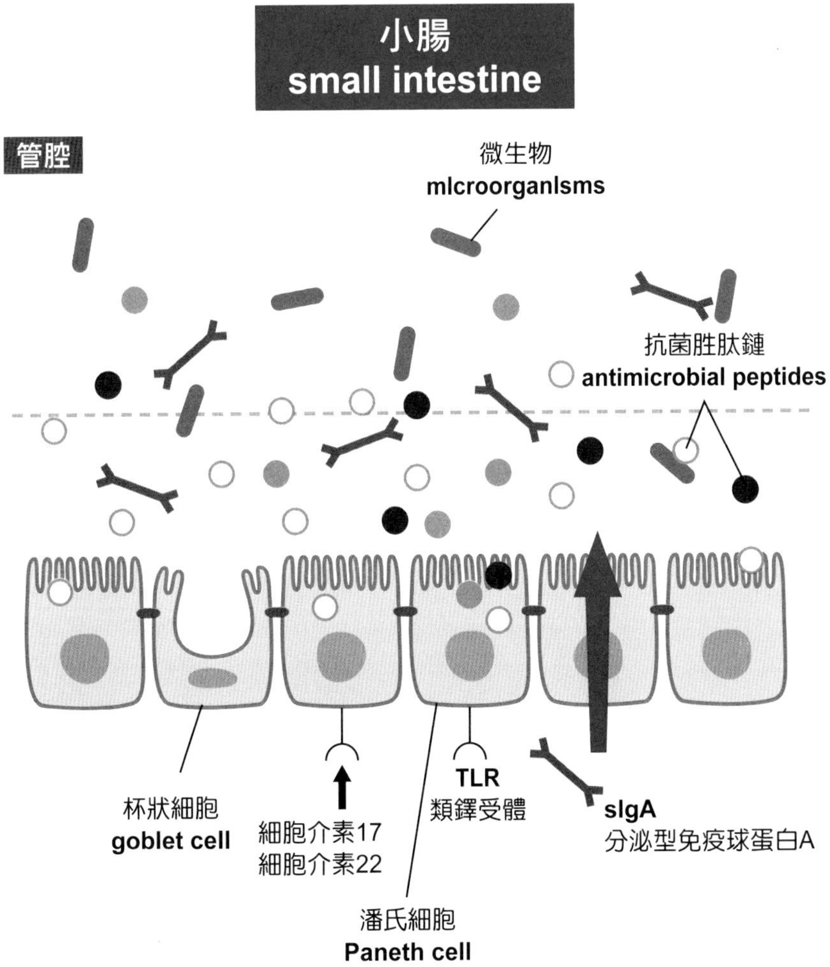

小腸
small intestine

管腔

微生物
mlcroorganlsms

抗菌胜肽鏈
antimicrobial peptides

TLR
類鐸受體

slgA
分泌型免疫球蛋白A

杯狀細胞
goblet cell

細胞介素17
細胞介素22

潘氏細胞
Paneth cell

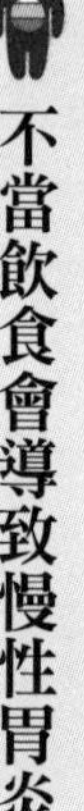

不當飲食會導致慢性胃炎

慢性胃炎與不當飲食很有關係，當食物中長期缺乏身體必備的營養素，如：醣類、蛋白質、脂肪、硫化物等，會使黏液的組成發生問題。慢性胃炎分為：

①**表淺性胃炎**：發炎反應只到黏膜固有層，黏液分泌開始減少。

②**萎縮性胃炎**：此時腺體組織呈現大量破壞，黏膜變得很薄，在胃鏡檢查時會看到血管膨出。

隨著年齡增長，罹患慢性胃炎的人會逐漸增加，五十歲以上的熟齡者有百分之七十八的罹患率，七十歲以上的長者幾乎百分百都罹患了慢性胃炎。

慢性胃炎會導致胃酸與黏液減少，影響了食物的消化與運送，於是產生消化不良、營養素吸收不好，接著會有胃脹、胃痛的症狀發生。

台灣已經是高齡化社會，老人家更需注意要攝取優質的蛋白質和脂肪，以免慢性胃炎上身。

上皮細胞的物理屏障

就目前所知，腸道上皮細胞與細胞間的連接（junction）至少有四種：

①緊密連接（tight junction）。

②黏著連接（adhesion（intermediate）junction）。

③橋粒（desmosome）。

④間隙連接（gap junction）。

而上皮細胞間的距離是10～15A°，所以任何溶質若超過15A°（～三・五kDa），就會被排除在外。醫界目前掌握了有五十種蛋白質，在調節上皮細胞的連接（junction），其中的緊密連接（tight junction）是最重要，也是研究報告最多的（「認識腸漏症」請參考P.96）[18][19]。

腸道上皮細胞間的4種連接

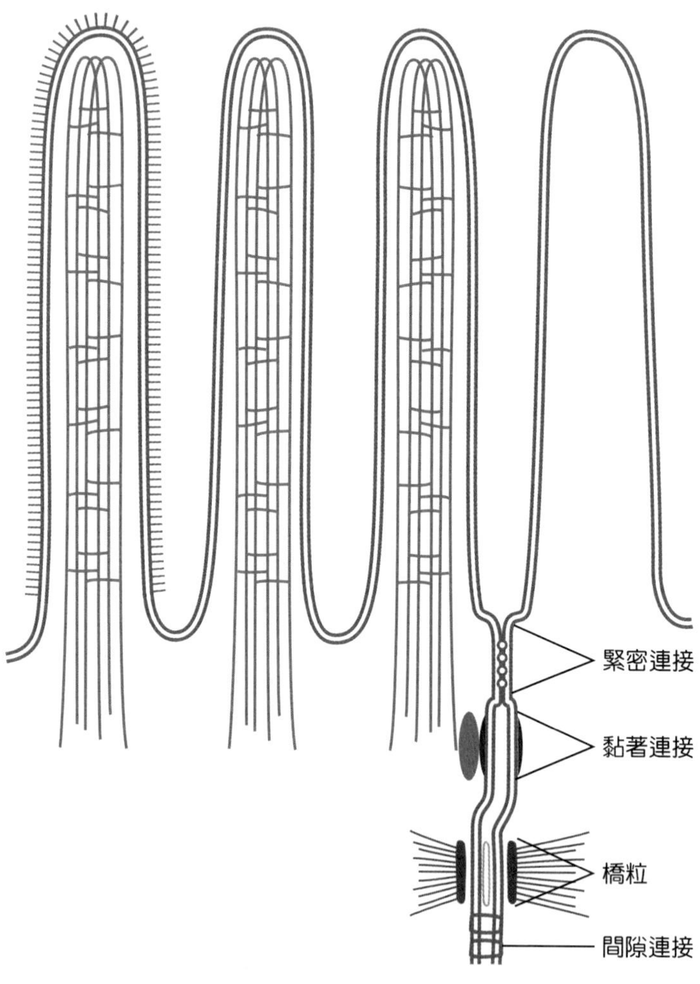

第三道防線：黏膜固有層

上皮細胞下面的結構是黏膜固有層，**這裡駐紮了人體主要的免疫大軍，如：巨噬細胞、樹突細胞、T細胞等可以吞噬、消滅外來病原的白血球**。

巨噬細胞（macrophage）是先天免疫力的一員，可以吞噬並處理入侵的細菌，分泌細胞介質，維持腸道的恆定；樹突細胞（dendritic cell）則可以由腸道移動到淋巴結，經由刺激T細胞和肥大細胞（mast cell）、B細胞來啟動後天的免疫系統（關於腸道免疫系統的詳細介紹，請見Part2），以對抗外來的入侵者。

接下來，就要帶大家來認識腸道內的免疫系統（請見下頁圖）。因腸道是人體最大器官，這也讓它不只是肩負消化吸收的工作而已，也在免疫系統中佔有一席之地。**現代人常見的自體免疫疾病，主要的發生地就在腸道！**

腸道上皮細胞構造

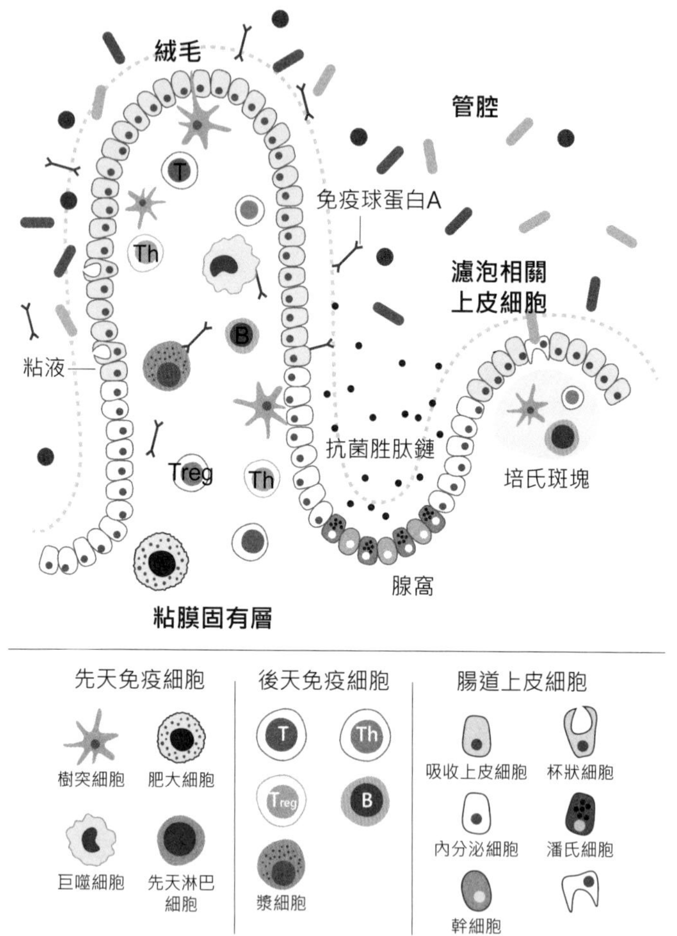

腸道免疫系統，是由各司其職的先天免疫細胞、後天免疫細胞及腸道上皮細胞所組成。

Part2

自體免疫疾病，始於腸道

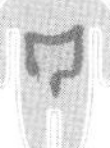

LEAKY
GUT
SYNDROM

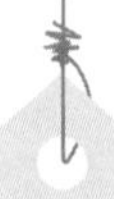

腸道在免疫系統扮演重要角色

腸道上皮細胞並非只有一種細胞，是豐富多樣的；加上腸道面積在人體中最大，這也讓它不僅肩負著消化吸收的重任，也在免疫系統中佔有極重要的一席。

自體免疫疾病，猶如先天免疫系統與後天免疫系統的一場錯誤的對話，而此項錯誤的主要發生地就是在腸道。人體的免疫系統，包含：免疫細胞、免疫器官及免疫作用，以下我們將說明腸道在這三方面中所扮演的重要角色。

腸道是最重要的免疫器官

免疫器官分為初級免疫器官與次級免疫器官，他們的組織與分工如下：

	初級免疫器官	次級免疫器官
功能	免疫細胞產生與發育的地方。	是免疫細胞增生、活化及發生免疫反應的地方。
分布	紅骨髓、胸腺。	扁桃腺、淋巴結、脾臟、黏膜相關的淋巴組織（MALT）。

紅骨髓以製造B細胞、單核球與顆粒球為主，胸腺主要在促使T細胞增生，以上屬於初級免疫器官的功能。

黏膜相關淋巴組織不只在消化道，泌尿道、呼吸道上也有，在消化道稱之為GALT（腸道淋巴組織），呼吸道則有NALT（鼻腔淋巴組織）和BALT（氣管淋巴組織）。其中，NALT和BALT在健康的成人身上存在的比例並不高，但是GALT則非常發達，因此腸道可謂人體最重要的免疫器官。

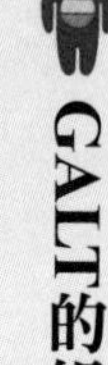

GALT的組成

①培氏斑塊（Peyer's patch），位於小腸，尤其是迴腸後段。

②盲腸斑塊（caecal patches）。

③結腸斑塊（colonic patches）。

④闌尾（appendix），是胎兒至青少年時期重要的淋巴組織，有助於B細胞的成熟，管壁具豐富的淋巴結，可抵抗病原體，並保持且補充腸內的有益菌。

⑤孤立的淋巴濾泡（isolated lymphoid follicles），至少有三萬個。

腸淋巴組織猶如腸道的守門員

管腔內細菌
（AMP）
抗菌胜肽鏈
杯狀細胞
上皮細胞
sIgA
免疫球蛋白 A
M細胞
（AMP）
抗菌胜肽鏈
B細胞
培氏斑塊
緊密連接
樹狀細胞
T細胞
巨噬細胞
漿細胞
潘氏細胞
保護機轉
殺菌吞噬作用
活性氧和活性氮路徑

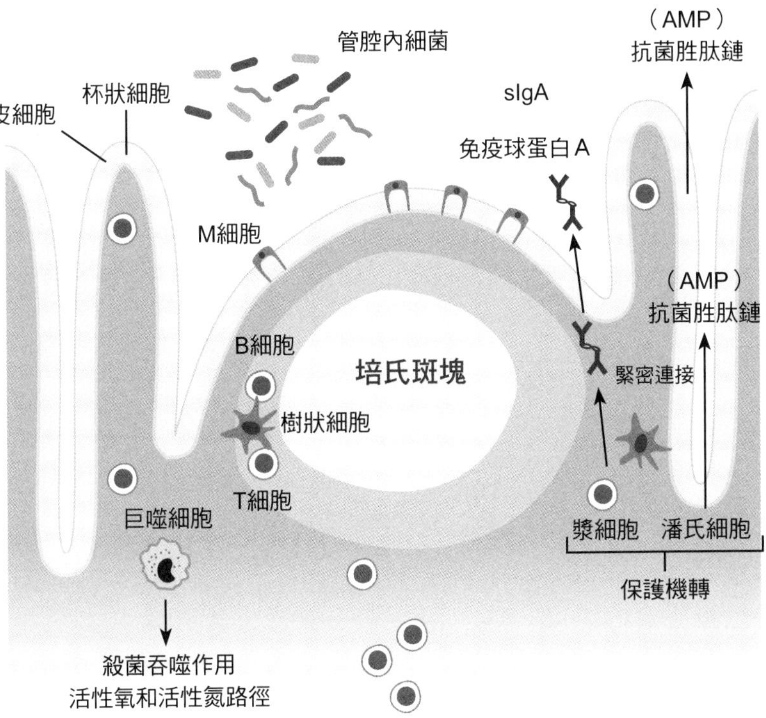

濾泡相關上皮細胞（follicle - associated epithelial, FAE）、培氏斑塊（Peyer's patch）、黏膜固有層（lamina propria ）等構成了腸淋巴組織（GALT），腸淋巴組織猶如腸道的守門員，可以偵測從細胞間隙滲漏下來的大分子外來物，調節T細胞免疫與B細胞體液免疫的活動。

免疫細胞的保全系統

免疫細胞主要為白血球，由骨髓生成，先形成造血幹細胞，然後分化為原始顆粒球，再繼續分化為嗜酸性白血球、嗜鹼性白血球和嗜中性球白血球。若原始顆粒球分化為單核球，會再分化成巨噬細胞、樹突細胞。

對抗原（病毒、病菌等）而言，免疫細胞可分為非專一性與專一性細胞。**非專一性免疫細胞會對抗任何外來異物**，如免疫的前哨兵，會將異物的訊號傳遞給後方的淋巴球，因此沒有特別的針對性。而**專一性免疫細胞的防禦是作用在特定對象上**，必須曾被感染過，有了記憶，才會反應。

所以大家常說，得過某種傳染病且痊癒後，就有了抵抗力而不會再被感染，這就是因為「專一性免疫細胞」的防禦力已經建立了。

◎免疫細胞的組成與特性

免疫細胞組成	血球的分化	特性
非專一性／先天性（innate）免疫力	嗜酸性白血球、嗜鹼性白血球、嗜中性白血球，巨噬細胞、樹突細胞、自然殺手細胞	只要偵測體內有病原侵入，這些免疫細胞就會群起攻擊。
專一性／後天獲得性（adaptive）免疫力	T細胞（細胞免疫）	T細胞的防禦是經由T細胞受體（TCR），和辨識入侵標的細胞之主要組織相容性複合體（MHC）結合。正常的T細胞應該是「龜毛」的，需要重重確認，才會產生後續的專一性免疫反應。
	B細胞（血清／體液免疫）	B細胞的防禦是直接辨認入侵的異物，分泌特殊蛋白質，稱為免疫球蛋白（Ig），又稱抗體（Ab），抗體存在血液、組織液和淋巴液等體液中。

血球的分化

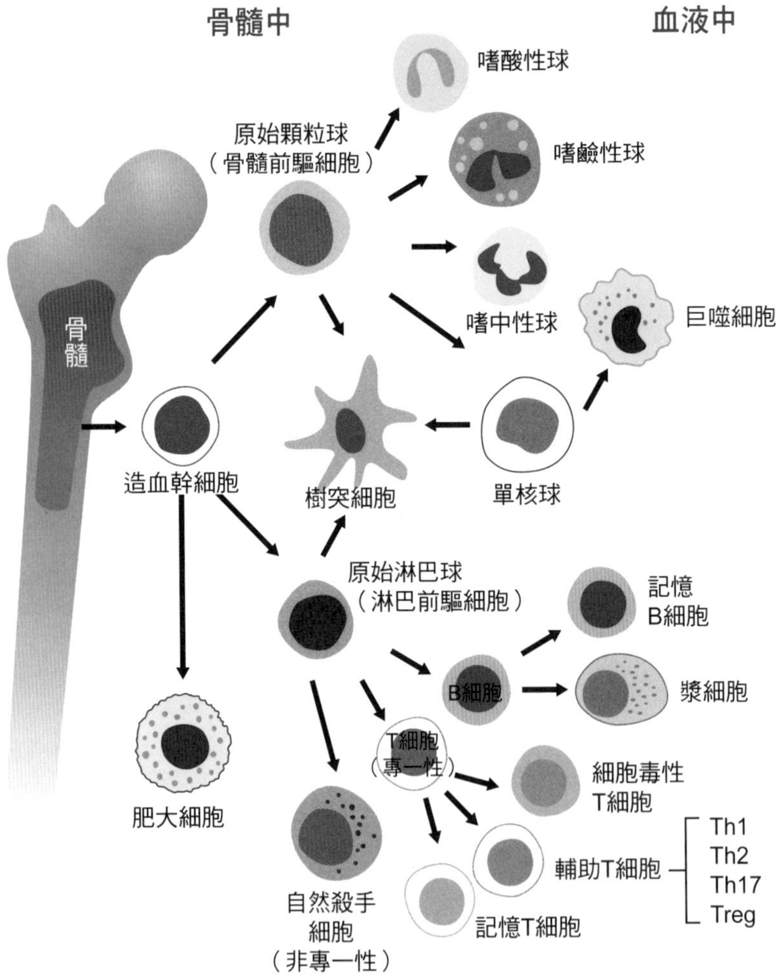

骨髓中
血液中
嗜酸性球
原始顆粒球
（骨髓前驅細胞）
嗜鹼性球
骨髓
嗜中性球
巨噬細胞
造血幹細胞
樹突細胞
單核球
原始淋巴球
（淋巴前驅細胞）
記憶
B細胞
B細胞
漿細胞
T細胞
（專一性）
細胞毒性
T細胞
肥大細胞
輔助T細胞
Th1
Th2
Th17
Treg
自然殺手
細胞
（非專一性）
記憶T細胞

免疫大軍的前線戰士：非專一性的免疫細胞

非專一性免疫細胞包含樹突細胞、巨噬細胞、自然殺手細胞等，屬於免疫大軍的前線戰士。

免疫演化的尖兵 樹突細胞

因為腸道裡有許多細菌，人體的演化為了使我們的免疫系統更具有分辨敵我的能力（抗原呈現），又不傷害原有的組織，為了進一步提升這些功能，其進化產物稱為「樹突細胞（dendritic cell）」[20]。

樹突細胞主要位於黏膜部位和循環系統中，是腸道內很重要的免疫細胞。它猶如組織的特潛部隊，會偵測周遭組織上的菌株數與菌種，還會確認上皮細胞間是否緊密結合。

當偵測到異物（抗原）入侵，樹突細胞可以伸出偽足，就像是細細的樹枝一般，由黏膜上皮細胞的間隙中伸出，抓取入侵的抗原，但完全不破壞組織。它會包覆住異物，將之撕碎，與抗原的碎片一起生存好幾天，呈現給後方的T細胞[21]。

這屬於身體的「小發炎」，抗原的毒性尚在樹突細胞可以處理的範圍內，這時會產生局部的免疫反應，刺激後天專一性的免疫細胞出動（T細胞與B細胞），使我們的免疫系統變得更聰明靈敏，更具有局部保護的作用，因此，樹突細胞也是一種「抗原呈現細胞」（antigen presenting cells, APC）。

此外，只有樹突細胞能激活從未對付過抗原的「處女T細胞」（effector T cell），並啟動B細胞，使之轉變成漿細胞，所以**樹突細胞被稱為「最專業的抗原呈現細胞」**，**是目前醫學界研究的新寵兒**。

樹突細胞伸出偽足

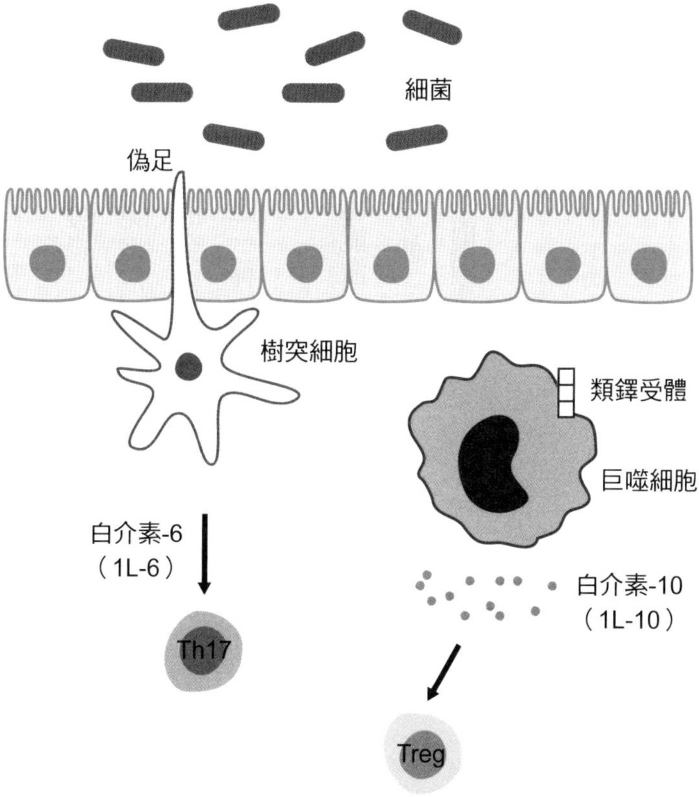

細菌
偽足
樹突細胞
類鐸受體
巨噬細胞
白介素-6
（1L-6）
Th17
白介素-10
（1L-10）
Treg

當偵測到異物抗原入侵時，樹突細胞伸出偽足，由黏膜表皮細胞的間隙中伸出，抓取入侵的抗原，且能完全不破壞組織。

體積龐大具破壞性

巨噬細胞

除了樹突細胞之外，巨噬細胞多存在肺臟、肝臟、腎臟和中樞神經等處，會吞噬、分解抗原，並將抗原片段附著其表面，以讓T細胞辨識抗原。

巨噬細胞和樹突細胞具有許多相同特性，但因為巨噬細胞體積龐大，伸出偽足抓取敵人的過程中，免不了要破壞身體原有的細胞組織。

癌症治療新方向

自然殺手細胞

自然殺手細胞（NK cell）是由造血幹細胞分化為原始淋巴球，再分化而形成的，它殺敵的方式不同，是將病原的細胞膜標記起來，然後釋放出穿孔素，可以使細胞裂解、凋亡，這種特性成為當今治療癌症的新方向。

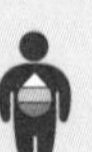

先天免疫反應的生力軍

除了樹突細胞、巨噬細胞和自然殺手細胞，近年來又研究出一個新的先天

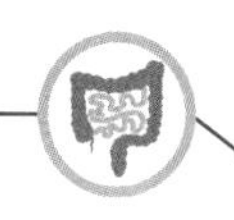

免疫細胞的家族，稱之為innate lymphoid cells（先天淋巴細胞，ILCs）。它們不像T細胞和B細胞，缺乏抗原的受體，它們可以快速的被細胞介質刺激，也會立即釋放出細胞介質以便更有效的控制組織發炎的狀況！ILCs依據細胞介質可分為三型，有趣的是，這三型似乎呼應著輔助型T細胞的Th1、Th2、Th17（請參照P.75）。

- ILC1s→Th1：抵抗細胞內病菌、病毒和腫瘤細胞。
- ILC2s→Th2：排除寄生蟲、幫助傷口修復和過敏反應有關。
- ILC3s→Th17：抵抗細胞外的細菌和黴菌，控制共生菌並影響淋巴組織的發展。[22][23][24]

免疫大軍的後方戰士：專一性免疫細胞

免疫大軍的後方，為專一性免疫細胞，包含T細胞與B細胞。

T細胞的名稱是源自胸腺（thymus），這也是它最初被發現的地方，但腸道的T細胞並不是都來自胸腺，而是「胸腺外」，所以T細胞並非只能產自胸腺。

B細胞中的「B」是取自鳥類B細胞分化成熟的器官法氏囊（Bursa of Fabricius），但在大部分哺乳動物中，成年後是由骨髓生成B細胞。

維持腸黏膜恆定的T細胞

在腸道（上皮細胞、黏膜固有層）和腸繫膜裡，約駐紮了人體七成以上的T細胞，就像國家的駐軍一樣，屬於細胞型免疫，這也是腸道在人體免疫機能中佔有重要角色的原因之一。T細胞抗原活化後，會進行分裂、分化，產生各種功能不同的T細胞，可分類如下：

①**輔助型T細胞**：簡稱Th，主要存在黏膜固有層。

②**胞殺型T細胞**：簡稱Tc，主要存在上皮細胞。

③**記憶型T細胞**：簡稱Tm，當再次遭遇相同抗原時，可迅速分裂增殖成胞殺細胞。

免疫系統為了避免處處點火，造成組織發炎，T細胞還需要相容性複合體（MHC）的確認，才會產生後續的免疫反應。

抗原呈現細胞的作用

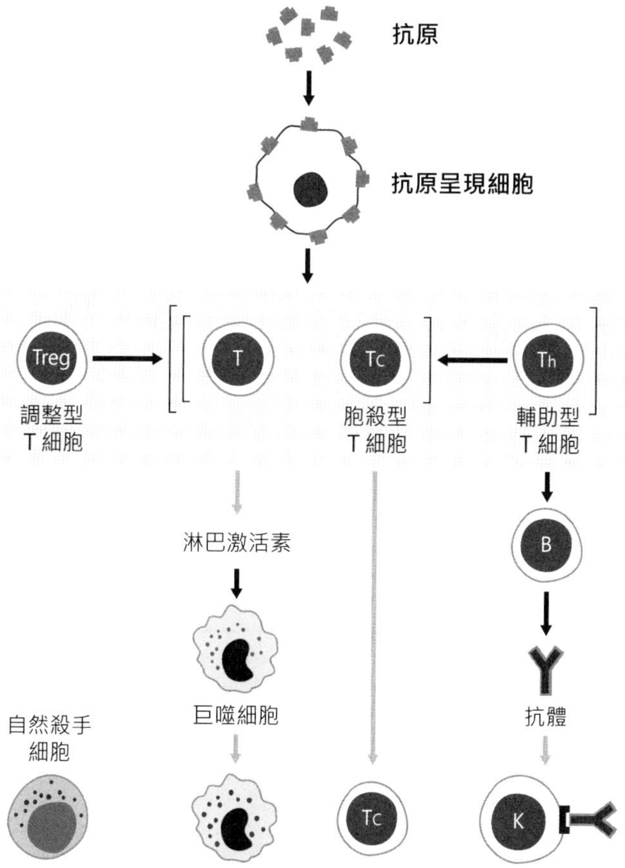

抗原

抗原呈現細胞

Treg
調整型
T細胞

T

Tc
胞殺型
T細胞

Th
輔助型
T細胞

淋巴激活素

B

巨噬細胞

抗體

自然殺手
細胞

Tc

K

T細胞就像國家的駐軍，當其抗原活化後，會進行分裂、分化，產生各種功能不同的T細胞：輔助型T細胞、胞殺型T細胞和記憶型T細胞。

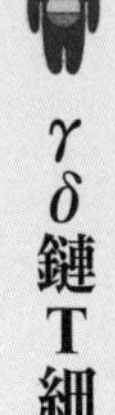

γδ鏈T細胞

T細胞表面含有與抗原結合的專一性抗原受體（TCR），其醣蛋白的結構與免疫球蛋白的重鏈、輕鏈（heavy chain、light chain）很類似，形狀像是叉子，當抗原入侵時，會將之卡住，然後分泌細胞介質，使B細胞活化產生體液反應，分泌抗體（免疫球蛋白），而TCR則是活化胞殺T細胞，產生細胞免疫反應。

T細胞受體分為兩種——由α鏈及β鏈組成，或是由γ鏈及δ鏈組成。在細胞免疫中，αβ鏈T細胞與γδ鏈T細胞會各自完成重要但不同的功能。

過去醫學界談到T細胞，對αβ鏈T細胞的研究較多，其功能是對外來抗原的辨認。而近來發現，雖然γδ鏈T細胞在循環系統中較少，主要存在於腸道的上皮細胞中，但具有維持腸道黏膜組織恆定的功能（維持宿主與寄生菌的平衡），它們駐守於腸黏膜上皮細胞的緊密連接（tight junction）之間，位於底層與細胞邊緣，可隨時偵測是否有異物入侵。

γδ鏈T細胞甚至能分泌上皮細胞的成長因子，並產生先天性的細胞免疫介質（可召喚其他免疫細胞共同殺敵），且本身也具有殺菌功能。

㉕
㉖

與自體免疫疾病最相關的輔助型T細胞

這十幾年來，自體免疫疾病的病人快速增加，**自體免疫疾病的病理即是產生了抗體（免疫球蛋白）去對抗自己的組織**，包括：關節、血管和血球等。但是沒有T細胞的召喚，B細胞是不會失控的，所以，醫界努力的方向在於要找出「為什麼T細胞老是下紊亂的指令」，而其中最主要的角色就是**輔助型T細胞**。

在一九八〇年代，摩斯曼和柯夫曼（Mossman & Coffman）提出一份研究報告，經由細胞介質的不同，輔助型T細胞可分為Th1和Th2兩類，Th1受到IL-12和IFN-r的刺激而產生，可清除細胞內的病菌；Th2受到IL-4刺激而產生，主要工作是清除細胞外的病菌，並輔佐B細胞產生抗體[27]。

但是在研究一個非常棘手的自體免疫疾病時——自體免疫腦脊髓炎（autoimmune encephalomyelitis），發現不同於Th1的輔助型T細胞，而是Th17輔助型T細胞。自此之後，**醫學界認為自體免疫疾病的機轉和腫瘤的形成，恐怕是由Th1和Th17共同下的指導棋！**[28,29,30,31,32,33]

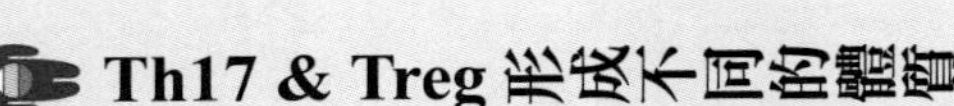

Th17 & Treg 形成不同的體質

Th17釋放的細胞介質是IL17、IL21和IL22，是先天免疫反應中很重要的召喚者。它會召喚嗜中性球，使漿細胞釋放抗體和上皮細胞的 γδ T細胞，一起清除壞菌和黴菌。為了維持黏膜固有層中免疫環境的平衡，輔助型T細胞系統中又發展出了調節型T細胞（Treg, regulatory T cells），來平衡Th17。

在穩定的狀態下，黏膜固有層中最多的輔助型T細胞即是Th17和Treg，兩者相輔相成，共同維持腸道共生菌的數量和種類。

在小老鼠的實驗發現，腸內不同的共生菌組成，代表Th17和Treg的比例也不同，因此發展出不同的免疫耐受性與發炎反應，這也解釋了人類各個殊異的體質。目前已知，與Th17和Treg相關的疾病有以下：

① 乾癬。
② 類風溼性關節炎。
③ 多發性硬化症。
④ 發炎性大腸炎。
⑤ 氣喘。
⑥ 細菌性感染。
⑦ 黴菌感染（如：白色念珠菌）。

B細胞產生抗體

Ｂ細胞是自骨髓中的造血幹細胞分化而成，在抗原的刺激下，會進一步分化為漿細胞，再產生抗體（又稱免疫球蛋白）。大部分的Ｂ細胞分化成為漿細胞，少部分分化成為記憶Ｂ細胞。

抗體的結構像一支叉叉子，手抓的位置結構叫做「恆定區」，叉子的前端叫「變異區」，變異區的胺基酸排序變異很大，才可以呈現專一性、成為抗原結合位。依照恆定區抗體的差異，可以區分為以下五大類：

像叉子一般的抗體

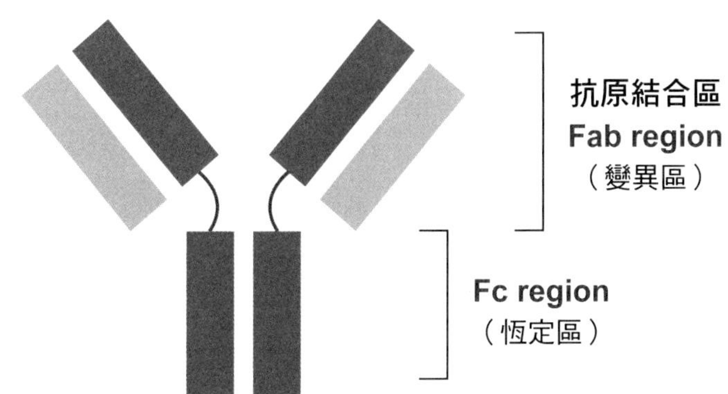

①**IgG**：佔抗體總量的百分之七十～七十五，在體內可維持六個月左右，是人體循環系統中最主要的循環性抗體，而且極易穿過血管壁，所以，可以透過胎盤造成母體對胎兒的被動免疫。可以說是體內清除細菌、中和毒素的主力。

②**IgA**：佔抗體總量的百分之十五～二十，在免疫功能上分為血清型及分泌型（sIgA）兩種，其分泌型是黏膜分泌物中的主要抗體，如：淚液、唾液、汗液、尿液、鼻和支氣管的分泌液、腸胃液、初乳中都有。IgA不能通過胎盤，但新生兒仍可以透過母乳獲得媽媽的這類抗體。

③**IgM**：佔抗體總量的百分之十，是一個五角形、狀似海星結構的複合體，分子量大，

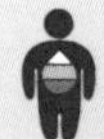

補體是什麼？

平時以非活性狀態存在血液中，由肝臟製造，有20多種血漿蛋白，合稱補體系統，因能輔助抗體殺菌而得名。除了參與非專一性防禦機制，黏附在吞噬細胞上，也參與當抗原與抗體結合後，清除病原體的工作，是一種同時連接非專一性和專一性防禦作用的保護性蛋白。

無法通過胎盤。是遭遇抗原後最先出現的抗體，活化補體的功能比IgG強。

④IgD：佔抗體總量的百分之一，可能與B細胞的分化、成熟有關。

⑤IgE：在血清中含量最少，當產生過敏反應，如：氣喘、花粉熱或受到寄生蟲感染時，濃度才會增加，會附著於肥大細胞或嗜鹼性細胞，使細胞釋放多種發炎介質。

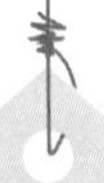

免疫作用的重要三防線

沒有肉眼可見的紅、腫、熱、痛，
與生俱來的第一道防線、先天免疫作用從未懈怠，
做好「物理性」、「化學性」、「生物性」的免疫屏障。

第一道防線：先天性免疫

含皮膚與黏膜系統，是人體與生俱來的能力，具備了無記憶性、不專對哪種病原的特性，也就是所謂的「先天性免疫」。

腸道黏膜上皮細胞的「先天性與非專一性」的免疫功能如下：

1 物理性的免疫屏障

上皮細胞的緊密連接、腸道的蠕動，都具有免疫防禦的功能，如黏液層上的醣蛋白（muc2）可將細菌表面的多醣體與蛋白質抓住，再藉由腸道的蠕動，將細菌「洗掉」。

2 化學性的免疫屏障

胃酸、消化酵素、膽鹽、溶解酶等，使消化道的酸鹼度不利病毒、細菌的生存。另外，小腸絨毛下面有很多凹槽（crypt），最下端有潘氏細胞（Paneth cell），潘氏細胞在小腸的遠端，接近迴腸、盲腸、闌尾的地方最多。潘氏細胞會分泌α-防禦素（defensins），這是一種蛋白質的「中分子」，屬於非專一性的殺菌胜肽鏈。

3 生物性的免疫屏障

住在腸道的人體共生菌佔有空間、使用養分，發酵產生短鏈脂肪酸，增強腸道屏障的功能，甚至可分泌殺死外來微生物的化學物質，使外來病菌的生長受到抑制。

第二道防線：吞噬性白血球和發炎反應

當病原體入侵或組織受傷，會釋放發炎介質，如：組織胺和前列腺素，促使微血管擴張、局部血流量增加，造成紅跟熱的感覺，同時血管通透性增加，使組織液積聚，壓迫神經末梢，產生腫和痛的感覺。

某些白血球分泌的發炎介質，會造成發燒、倦怠等全身性症狀。

人體先天免疫和後天免疫攜手合作對抗病菌入侵

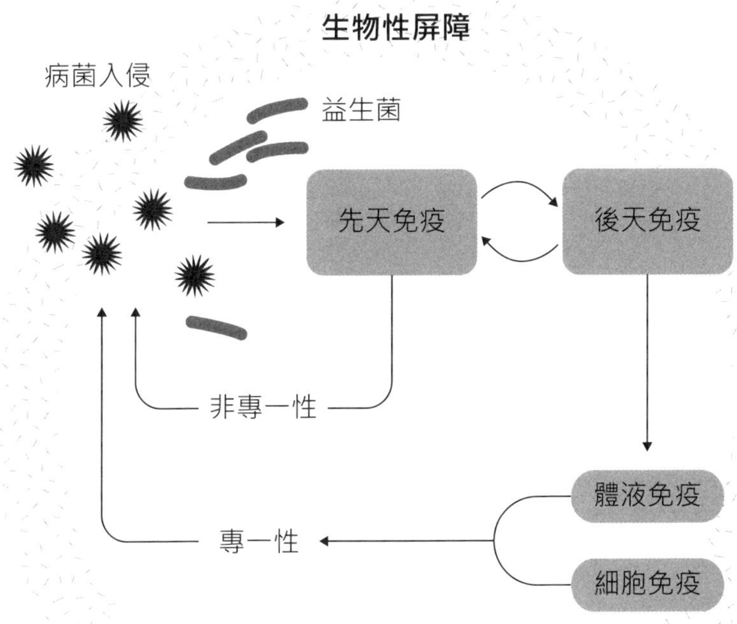

第三道防線：後天免疫力

其特質具有：

①專一性。

②記憶性。

③多樣性。

④自我與非自我的辨識力。

第三道防線，是待巨噬細胞、樹突細胞等把病原包覆呈現給後方，激活T細胞、B細胞，再加上補體與MHC，再經過多重的核對，才會啟動第三道防線。

後天免疫反應的機轉：細胞免疫和體液免疫

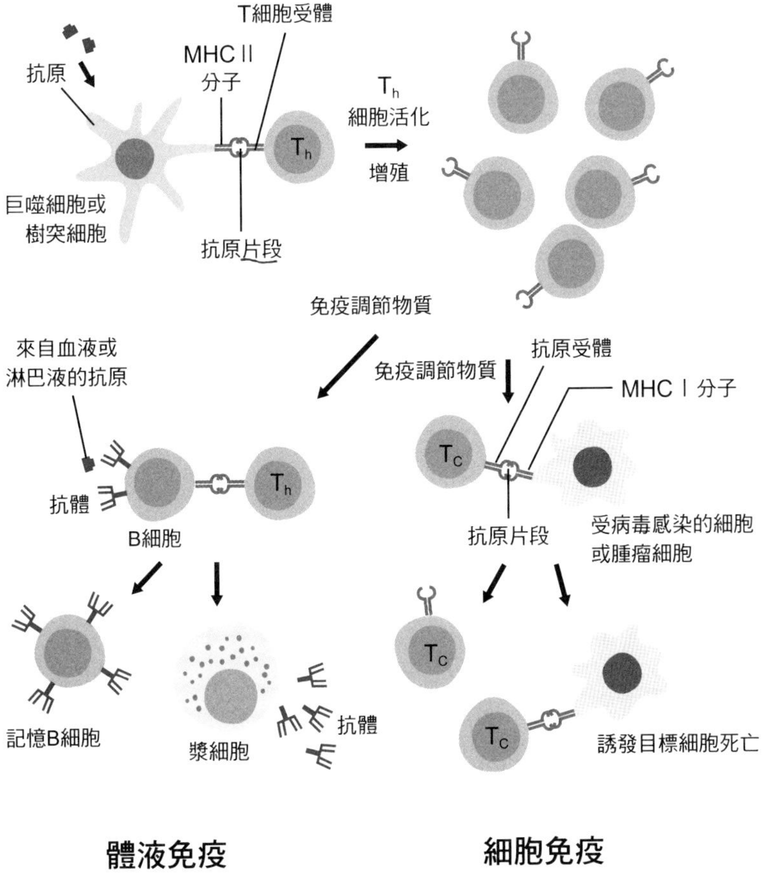

抗原
MHC II
分子
T細胞受體
T_h
細胞活化
增殖
T_h
巨噬細胞或
樹突細胞
抗原片段
免疫調節物質
來自血液或
淋巴液的抗原
免疫調節物質
抗原受體
MHC I 分子
T_C
抗體
T_h
B細胞
抗原片段
受病毒感染的細胞
或腫瘤細胞
T_C
記憶B細胞
漿細胞
抗體
T_C
誘發目標細胞死亡

體液免疫

細胞免疫

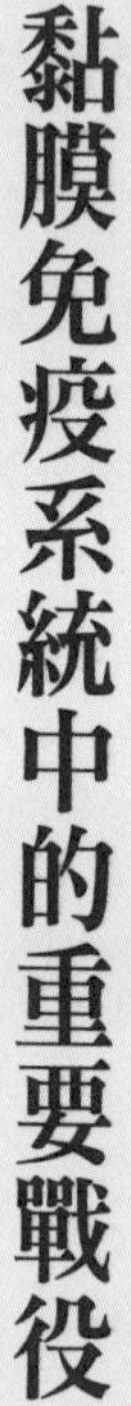

黏膜免疫系統中的重要戰役

「醫學之父」希波克拉底曾說：「所有的疾病始於腸道。」

因黏膜系統的重要衛兵——sIgA存在於腸道黏膜層，是人體防禦的要角。

立即偵測、殲滅，產生免疫反應

對人體而言，**先天性非專一性的免疫力可謂重中之重**，當人體欠缺巨噬細胞或樹突細胞等抗原呈現細胞時，後方的淋巴球就無法發揮作用，也就無法引起免疫反應。

當腸道內的亦正亦邪的中性菌過多（請參照P.129），或是有毒性高的菌種入侵（如：沙門氏菌、肉毒桿菌、出血性大腸桿菌等），腸道內的免疫大軍就會甦醒，巨噬細胞、樹突細胞等便會出動吞噬病菌。

當抗原呈現細胞呈現抗原訊號，腸道上皮細胞（intestinal epithelial cells，IEC）與之相加會形成上皮細胞的特化區，稱為濾泡相關上皮細胞（follicle - associated epithelium, FAE），這猶如港口，讓以上的抗原訊號可以「靠岸」。

此時散佈於絨毛與上皮細胞間、位於淋巴結黏膜上的M細胞（membranous／microfold cell，它是一種特化的抗原轉運細胞），靈敏地偵測到入侵的抗原，為了將吞噬了異物的樹突細胞與巨噬細胞有效率地傳遞下去，M細胞會將抗原訊號包覆，並且在它的側壁就堆積了很多B細胞與T細胞，就**像是荷槍實彈的警衛，擁有裝了專一性免疫細胞子彈的槍，可以立即偵測、立即傳遞，還可以立即掏槍殲滅敵人，產生免疫反應**。

sIgA，黏膜系統的重要衛兵

當T細胞收到抗原訊號，經過細胞介質，再刺激了B細胞，產生免疫球蛋白抗體——分泌型IgA（sIgA），成人腸道每天約分泌三～四克的sIgA，這是人體黏膜防禦系統中的要角，**不只存在於腸道中，鼻、咽、氣管、膀胱黏膜的表面也有，它能抑制微生物的附著、減緩其繁殖，是黏膜系統的重要衛兵**。

sIgA由漿細胞製造（人體百分之八十的漿細胞駐紮在腸道的黏膜固有層），存在於腸道的黏液層，它是由兩個IgA、一個J鍵和SC（secretory component）所組成。由於它本身是複合體，就好像是八爪章魚，有四隻觸手，可以將抗原（細菌或食物）更緊地纏住，阻礙細菌黏在上皮細胞上、抑制細菌的活動力，再透過腸蠕動等免疫排除機制，把細菌排除。

sIgA還具有以下三種重要的作用：

①可在黏膜固有層發揮清除抗原（外來者）的工作。

②可以中和細菌毒素。

③共生菌需要sIgA的包覆，讓上皮細胞與樹突細胞，認識共生菌與外來菌的不同[34]。

所以，古希臘伯里克利時代的醫師，也被尊稱為「醫學之父」的希波克拉底（Hippocrates）曾說：「所有的疾病始於腸道。」

像叉子一般的抗體

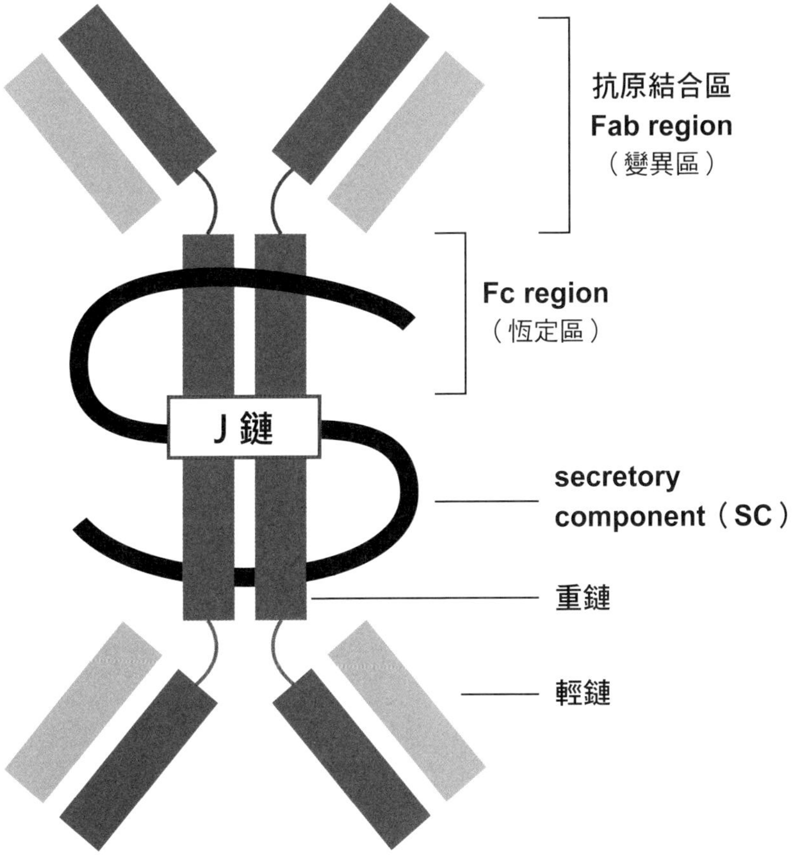

抗原結合區
Fab region
（變異區）

Fc region
（恆定區）

J 鏈

secretory
component（SC）

重鏈

輕鏈

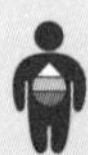

先天免疫反應不可過度活躍

正常的情況下，腸道的生態設計是以「壓抑先天的發炎反應」為要，避免先天性的免疫反應過度活躍，以免產生自體免疫疾病。

最理想的是免疫的反應到樹突細胞就該止步，讓它包覆著抗原，與身體共存，而不要動不動就把抗原訊號往下傳遞，刺激後天專一性的免疫大軍，甚至跑到脾臟、進入系統，引起全身性的發炎。

只要先天性的免疫反應被控制住，後天的免疫系統就不會一直被活化，使身體常處於發炎的狀態，如此就可避免自體免疫疾病等許多與發炎相關的疾病發生。

Part3

百病源頭——
腸漏症

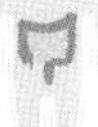

LEAKY
GUT
SYNDROM

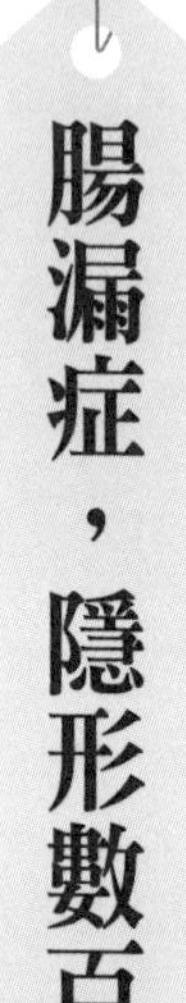

腸漏症，隱形數百年的流行病

腸漏一詞聽起來好像很新，但早在數百年前早有研究，
且醫界想盡辦法、用科學來論證，
到底腸道滲透度改變會對人體產生什麼影響……

西元一八九〇年，Llewellyn Jones醫師提出了「腸道滲透度增加和腸道菌生態的不平衡，會導致許多疾病發生」的概念。

到了一九七七年，外科醫師Ben Eiseman研究多重器官衰竭，在Surg Gyn Obstet期刊發表了一篇論文，其結論是「因外傷或敗血症引起的休克到多重器官衰竭，其最終致死的原因是內臟的低血流量，導致腸道黏膜的血流量也隨之降低，供氧量不足，腸道屏障崩解，使腸道菌叢毒性改變且發生易位

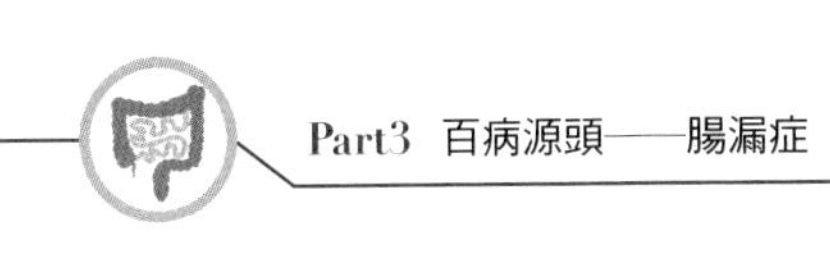

（translocation），再加上腸蠕動異常，腸蠕動改變，這種種現象會使敗血症更加嚴重，病人最終回天乏術」。

Moore F醫師在二〇〇一年的研究論文指出，腸道釋放發炎的細胞介質會導致休克；到了二〇〇六年，Deitch醫師同樣提醒世人維持腸道健康的重要性，因為腸道受傷釋放出的毒素會經淋巴送到肺臟，因而加重了呼吸衰竭。

但是理論歸理論，醫界總想要用科學的方法、科學的數據，來解釋腸道滲透度的改變會產生什麼疾病，進而對症下藥，找出根本的治療方法。

一九七四年時，Menzies醫師使用低聚糖作為測試腸漏的物質[35]，這個方法一直沿用到現在（請見P.108）。但這種檢測法要喝糖水，對於像是糖尿病病人、年紀太大的老人和年齡太小的小孩都不適合做，而且要至少留五個小時的尿液，檢測時間很冗長，所以難以普及。

至今，醫界與科學界仍在努力找出更準確、更簡單執行，且非侵入性的診斷模式（現行各種檢測方式請見P.108～P.112）。

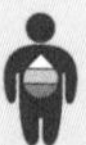

餐後不要立即洗澡、運動？

腸道上皮絨毛裡有平行的小動脈和小靜脈，供給絨毛氧氣和養分。當人在休息狀態時，心臟輸出量（Cardiac output）的1/5～1/4血量是供給到消化道，當氧氣不足以供給到絨毛的頂端時，就會發生缺氧現象，使絨毛受傷，腸道就不能發揮正常的消化吸收功能。

在用餐後的三十分鐘內，血液需要重新分配，這時腸道的平滑肌放鬆、血管擴張，腸繫膜上腔動脈（Superior Mesenteric Artery,SMA）的血流量會從470ml/min上升到940ml/min，同時送到骨骼肌的血量是減少的，這個改變對人體有保護作用。

如果餐後做運動、洗澡，是反其道將消化道的血流硬送到骨骼肌，影響消化吸收，當然是大錯特錯了！

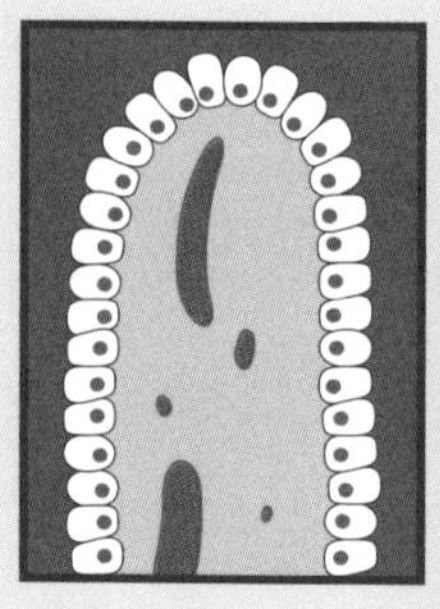

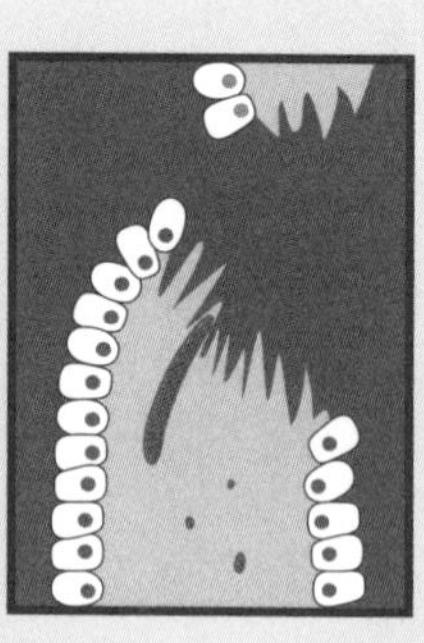

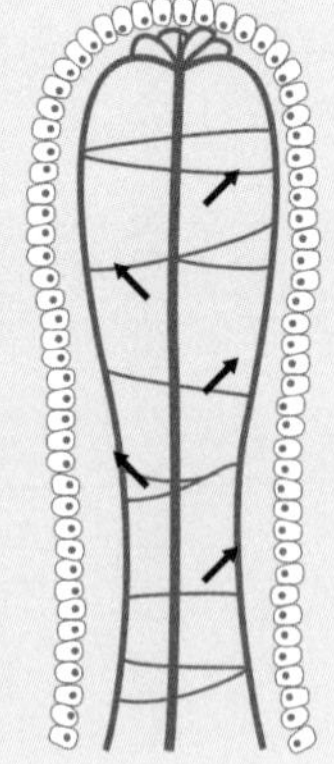

腸道上皮絨毛裡的小動脈和小靜脈

腸漏症診斷新里程——解連蛋白的發現

解連蛋白在腸漏症的研究上是很重要的標記，在此時又再度引起人們對腸漏症的注意，而這個承先啟後的發現，也歷經了十年的時間。

西元一九九一年時，有學者研究霍亂弧菌感染後產生腹瀉的毒素（zonula occludens toxin）；到了一九九七年，進一步發現這個毒素會調控上皮細胞的受體，改變腸道的滲透度；直到二〇〇〇年，才由馬里蘭大學的法沙諾醫師（Alessio Fasano）純化出解連蛋白（zonulin）[36]，在腸漏症（Leaky Gut Syndrome）的研究上是很重要的標記，再度引起人們對腸漏症的注意，這個承先啟後的發現歷經了十年的時間。

認識腸漏症

法沙諾醫師的研究指出，在正常的情況下，除非由解連蛋白（zonulin）驅動，把這扇門（tight junction）打開，否則任何元素都不應該透過黏膜組織進入身體。

解連蛋白猶如腸道守門員

上皮細胞有受體，會跟解連蛋白結合，當解連蛋白因**細菌或麩質中的麥膠蛋白（gliadin）**的激活而大量分泌，這時加入磷酸化反應與鈣離子，會牽動下面鍊珠狀的肌動蛋白絲（actin filament），就如拉開細胞緊密連接上的拉鍊一般。

而影響腸道通透性的元素，還有閉合蛋白（claudin）。閉合蛋白可以突出到細胞外面，猶如兩根軸線，藉由封閉蛋白（occludin）與黏著小帶（zonula，包含zo1、zo2、zo3）來鍵結，如同鈕扣一般，當肌動蛋白

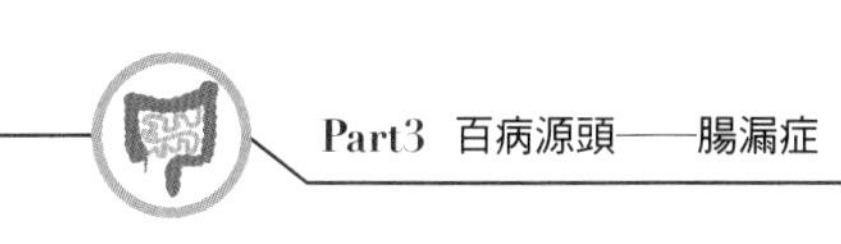

（actin）和肌凝蛋白（myosin）被拉開時，zo1會脫落，細胞緊密連接就打開產生了縫隙。

當解連蛋白停止分泌時，zo1就又回到了原位，與閉合蛋白、封閉蛋白共同鍵結為封閉的上皮細胞組織。

所以，**細胞緊密連接猶如腸道的門戶，而解連蛋白像是這道門戶的守門員，肌動蛋白是這扇門上可伸縮的樞紐，zo1像是門上的鎖扣，這幾者環環相扣，牽涉到各種元素進入人體的路徑正確與否**[37,38,39,40,41,42]。

當腸內細胞的緊密連接是健康且緻密的，水分及營養素會經由正確的路徑（跨細胞路徑，transcellular pathway），約有百分之九十的蛋白質是這樣進入上皮細胞，再經由溶酶體（lysosome）分解，將蛋白質轉化成分子較小，無免疫特質的胜肽鏈。

剩下百分之十的蛋白質經由旁細胞路徑（paracellular pathway）進入黏膜固有層，這少量的蛋白質可以發展出對抗原的耐受性，這也是免疫系統的一種訓練。

解連蛋白的驅動開啟緊密連接，進而改變腸道通透度

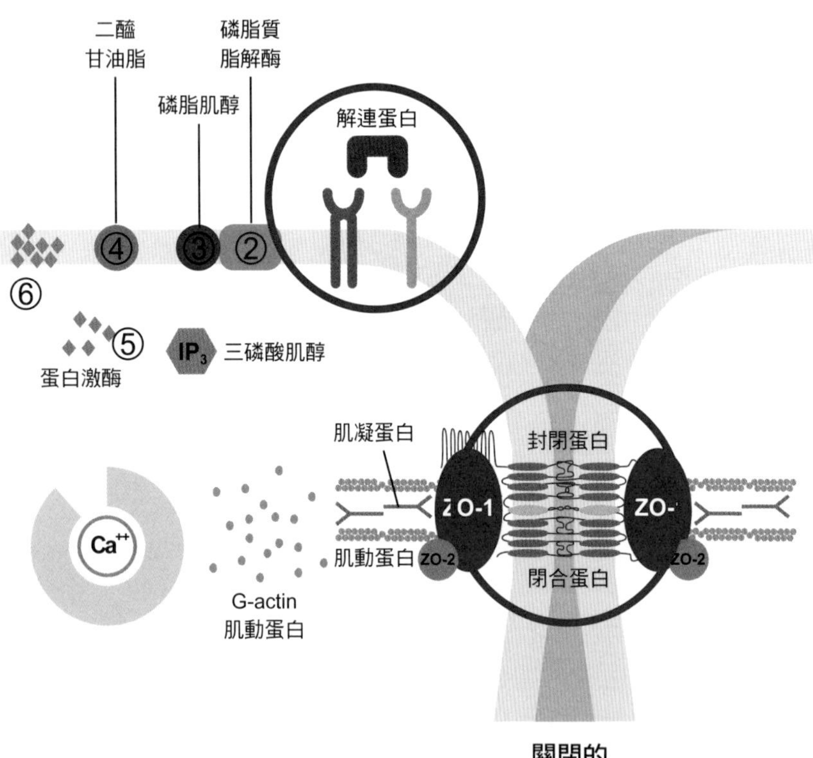

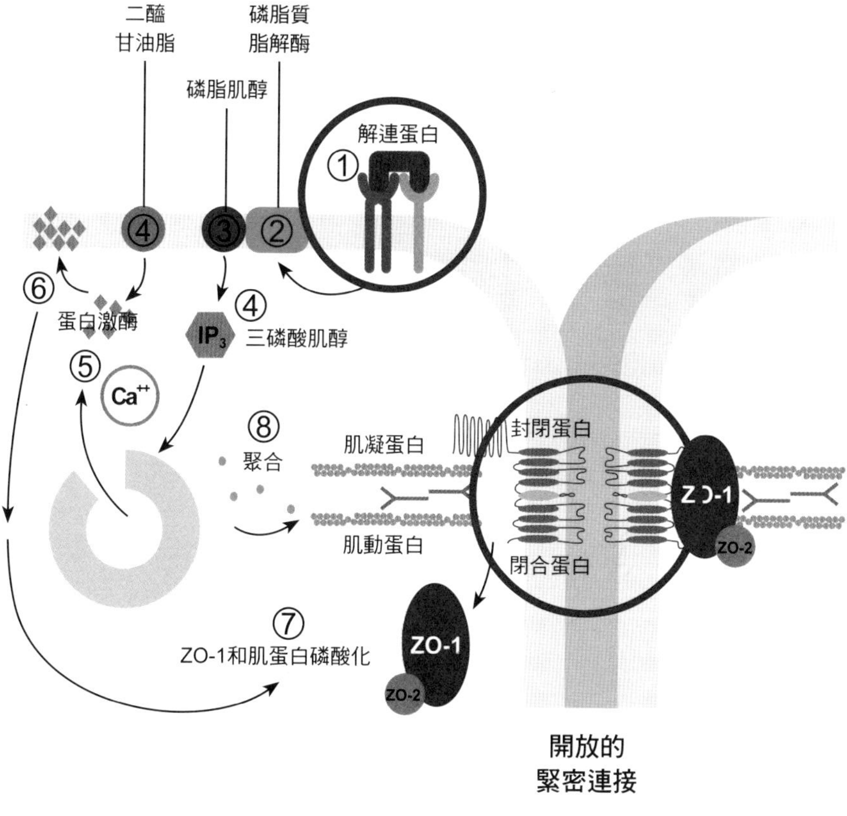

二醯
甘油脂

磷脂質
脂解酶

磷脂肌醇

解連蛋白

①

④ ③ ②

⑥

蛋白激酶

④
IP_3 三磷酸肌醇

⑤
Ca^{++}

⑧
聚合

肌凝蛋白

封閉蛋白

ZO-1

肌動蛋白

ZO-2

閉合蛋白

⑦
ZO-1和肌蛋白磷酸化

ZO-1
ZO-2

開放的
緊密連接

解連蛋白原本的防禦機轉可能反轉

解連蛋白存在於小腸，不存在於大腸，本是人體的一個防禦機轉，當小腸中的腸道菌產生不平衡，或攝取了過量的食物過敏原，解連蛋白會讓緊密連接（tight junction）「芝麻開門」，腸道的通透性就被改變了，水分因靜水壓的壓差而釋放到管腔，使小腸中的細菌和過敏原被沖掉，因而產生腹瀉。因此，並非有腹瀉症狀就要立刻吃止瀉藥，要視情況而定，專業的腸胃科

腸道通透度改變

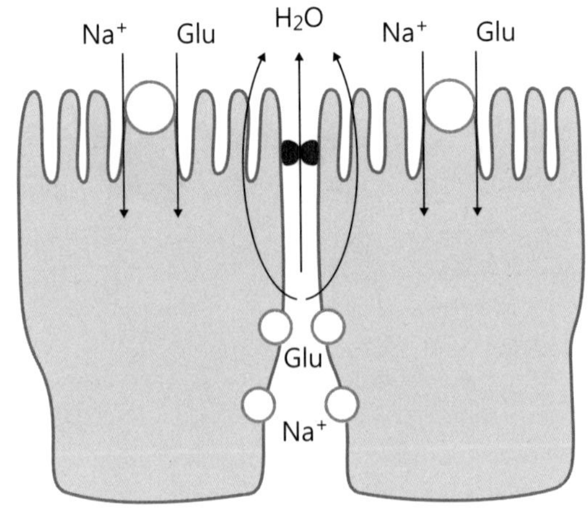

腸道通透性改變，水分因靜水壓的壓差而釋放到管腔，引起腹瀉。

醫師是不輕易給病患吃樂必寧（Imodium）這類止瀉藥的。

當這先天的免疫機轉被長期、過度地刺激，就會導致過量的抗原（如腸道菌、大分子營養素等）走錯道路，從細胞縫中落下進入黏膜固有層，激活黏膜固有層中的免疫T細胞、B細胞和肥大細胞（Mast cell）等，產生了抗體和細胞介素，進入血液當中，刺激全身的免疫系統，引發後續一連串的免疫反應，產生過敏、甚至是自體免疫疾病等各式各樣的症狀，這就是所謂的「腸漏症」。

正確的跨細胞路徑

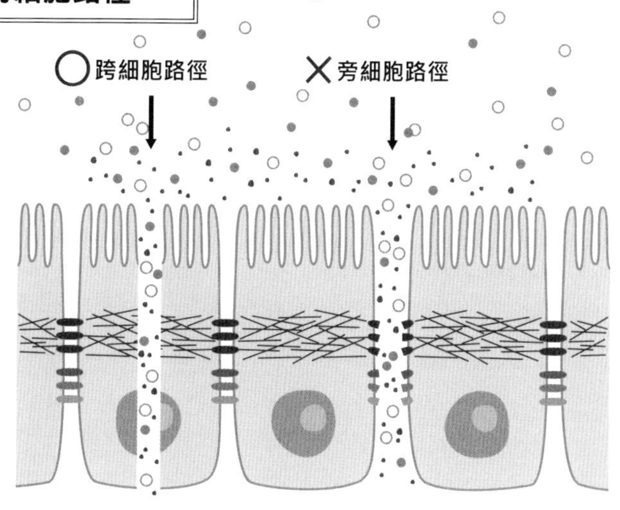

少量的蛋白質經由旁細胞路徑進入黏膜固有層，對免疫系統也是一種訓練。

快速發展中的解連蛋白研究

發現了解連蛋白的妙用之後，法沙諾醫師很快地把它「商品化」。他透過檢測患者體內解連蛋白的濃度，來找出腸漏症；還開發了一款解連蛋白的抑制劑，希望能夠治療自體免疫疾病，目前這款新藥已經在動物實驗階段，也在乳糜瀉患者身上進行人體實驗。

經過實驗，他發現乳糜瀉患者的腸滲透比例高者（解連蛋白高），使用了解連蛋白的抑制劑後，腸滲透度就沒有增加，症狀有緩解。但法沙諾醫師也誠實地指出，**會影響細胞緊密連接的還有其他生理機轉，並不僅止於解連蛋白的濃度而已**。

這種新藥對於預防自體免疫疾病的發病可能有效，但是對於已發病的患者效用還有待檢驗。

腸、腦、心三者相連

解連蛋白的受體不只出現在腸道，也出現在心臟跟腦部。所以腸道又稱之為「第二個腦」，這是因為除了荷爾蒙的因素外，兩者連細胞受體也是一樣的（請參照P.200）。

Karyelcar研究團隊注意到內皮細胞也有解連蛋白這個機轉，大腦因有血腦屏障來保護中樞神經系統，但缺點是藥物也就不容易進入大腦。因此他們的研究方向是用zot[40]加上化療藥物，期望能找到對腦癌更有效的治療效果。

解連蛋白的釋放也跟壓力有關，所以古代說「西施捧心」，西施到底是心痛還是胃痛？後來許多人解釋為胃痛，但當瞭解解連蛋白受體也存在於心臟、且會因壓力而釋放時，西施有可能真的是心痛，而不是胃痛。

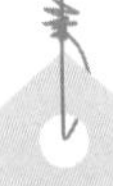

腸漏，造成人體極大傷害

腸道滲透度改變使原本應存在腸道內的代謝毒素和微生物毒素，由腸道內進入了血液中，進而干擾肝臟、淋巴系統和內分泌系統的功能，所以，許多慢性病可能都與腸漏有關。

慢性病可能源於與腸漏？

因腸道滲透度的改變，導致腸道免疫系統被激活，而產生如烈火燎原般的發炎反應，此發炎反應，導致更嚴重的上皮細胞和黏膜層受損，更多病原菌與蛋白質經由旁細胞路徑進入人體，使發炎更嚴重，因此形成惡性循環。

最終，受損的腸道細胞不能有效地產生酵素，並減少了可吸收營養素的表面積，以至於影響營養素的吸收，導致了營養不良的症狀。例如：體重減輕、皮膚乾燥、頭髮分岔斷裂、疲倦、活力不佳、水腫、手腳冰冷和容易受到感染等。

腸漏症使原本應存在腸道內的代謝毒素和微生物毒素，由腸道內進入了血液之中，進而干擾肝臟、淋巴系統和內分泌系統的功能，因此許多常見的慢性病，都可能和腸漏症相關。

難解疾病背後的主因在腸漏

①**自體免疫疾病：**乳糜瀉、發炎性大腸疾病（克隆氏症、潰瘍性大腸炎）、僵直性脊椎炎、類風溼性關節炎、紅斑性狼瘡。

②**代謝症候群：**糖尿病（第一型、第二型）、脂肪肝（非酒精性）、肥胖、多囊性卵巢。

③**神經系統疾病：**去髓化的多發性病變、多發性硬化症、精神分裂症、自閉症、大腸急躁症、偏頭痛、慢性疲勞症候群。

④**異位性疾病：**食物過敏、氣喘、濕疹。

自閉症與腸漏有關?!

二〇一〇年Gastroenterology一篇研究論文，針對自閉症和其一等親的小腸滲透力的研究分析報告，自閉症患者腸漏的比例有百分之三十六・七，而正常人只有百分之四・八，自閉症小朋友的一等血親中，約有百分之二十一・二有腸漏症，而正常人的一等血親中只有百分之四・八[43]。

這項報告符合了以下結論：人體要分泌多少蛋白質，會受體內DNA的控制，因此黏蛋白的分泌多寡其實會受控於基因，而且經過檢測，自閉症患者體內的硫化物是很不足的，導致其黏液的鍵結不好。所以，自閉症的發生的確與弱基因相關，**患者與其親屬的黏液層特別薄、特別脆弱，他們當中的某些人就發展成了自閉症**。

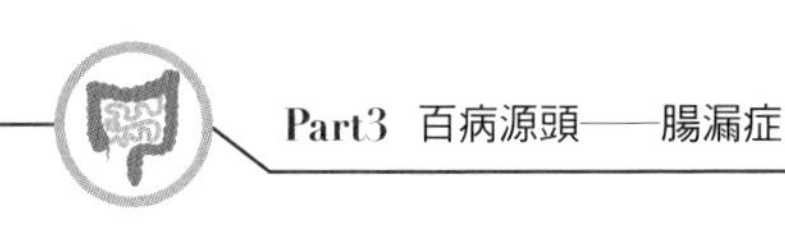

我「腸漏」了嗎？檢測腸漏症的五種方法

了解了腸漏症，你一定在懷疑，自己無形中是否也成了「腸漏族」，接下來就一同來瞧瞧，現今檢視腸漏症的方法有哪些吧！

腸漏，能確診嗎？

因為慢性病和自體免疫疾病愈來愈多見，腸道免疫學的研究進展也正在如火如荼地進行中，醫界想要找出治本的療法，可以強化腸道的屏蔽功能，但要找到一個具準確性、非侵襲性、可早期發現的最佳病理檢驗，來證明患者得了腸漏症，仍有困難。

雖然腸胃科醫師在教科書中都讀過、具備「腸漏」的概念，一般大眾要理解腸漏也並不困難，但**腸漏症目前仍無法像糖尿病**、**高血壓一樣**，**成為**

一**種公認的「疾病」**。主要原因就是出在**腸漏的檢測方式仍存在瓶頸**，其輔助檢測的溶質多樣、有些具爭議性[44]，例如含有放射性的同位素試劑（^{51}Cr-EDTA），目前最常使用的溶質仍是低聚糖，但其細微變因，如：當腸腔內糖類濃度過高時，會加快腸蠕動，也會影響檢測結果。而且腸道分成小腸與大腸，黏膜組織又很複雜，就算檢測出來確實有腸漏，也難以分辨到底是哪一段出了問題。

如果連檢驗、確診都缺乏被醫界認可的標準化流程，當然就不會有被公認的治療方式。所以在台灣，**健保給付的醫療院所並沒有做腸漏的檢驗，患者需要掛特定的門診、自費檢驗**。目前的檢測方式大致上有以下幾種。要注意的是，這些檢測的敏感度也會受疾病嚴重程度的影響：

檢測1 小腸滲透力分析

特點：準確度較高且最為普及。

測試方法為服用含低聚糖的糖水之後，做單糖/雙糖的測試（甘露醇／乳果糖），睡前先收集一次尿液，然後喝下糖水，隔天早上起來（約六～八小時左右）蒐集第一次晨尿，再比對兩次留尿的雙糖濃度。

在正常的狀況下，雙醣應該要被體內酵素分解而不會跑到尿液裡。之所以會在尿液裡被檢測到，代表受試者的腸道有滲漏，所以才會隨著循環跑到尿液中，導致雙醣比例過高。

檢測2 解連蛋白檢測

特點：檢測方式簡單但準確度較低，無法做小腸滲透力檢測的患者可以嘗試。

這是法沙諾醫師所創，二〇一六年才引進台灣的檢驗方式，透過抽血或留糞便來檢驗體內解連蛋白的濃度，優點是檢測方式較容易，但前面提到過解連蛋白（zonulin）並不只存在腸道，所以也不是專一性的檢測方法。

因為自閉症小孩情緒較為敏感，恐難配合小腸滲透力分析的檢驗方式（喝糖水可能導致他們情緒更亢奮、脹氣影響睡眠），所以若有必要，我會替他們做解連蛋白測試，來檢測其腸道健康。

英國有研究發現，罹患多囊性卵巢症候群的女性，其體內的解連蛋白濃度也偏高，不過這就與肥胖症患者的檢驗結果相吻合，因為多囊性卵巢症候群的患者通常也合併肥胖症。

檢測3 小腸內視鏡

特點：具侵入性，較不推薦。

觀察腸黏膜的通透性是一種微觀的檢查，用小腸鏡、大腸鏡看不到，還要加上電子顯微鏡，才能觀察得到細胞的緊密連接狀態，這屬於侵入性的檢查，比大腸鏡還要更往內推入，所以更難做，受過此訓練的醫師很少，除非絕對必要，否則不推薦給患者。

檢測4 閉合蛋白檢測

特點：有助於早期診斷，但台灣尚未引入。

這是美國加州的一間實驗室所推出的檢驗方式，利用尿液，來檢測體內閉合蛋白的濃度，以此推測腸道的通透性，實驗室認為這個檢驗結果有助於早期診斷，目前台灣尚未引入。

檢測5 鈣衛蛋白檢測

特點：症狀嚴重的患者適用，輕微腸漏會測不出來。

當腸道發炎得很厲害時，白血球會釋放出鈣衛蛋白（calprotectin）酵素，以此來檢測腸道的發炎狀況。台灣有引進，通常用於症狀嚴重的患者，所以異常的比例會更低。

依據個人不同的條件，有些人酗酒（酒精會破壞黏膜，需要兩週時間才能修復）、愛吃加工食品（內含甘露醇，一種甜味劑），台灣普遍使用抗生素、止痛劑（NSAID、Aspirin，使用十二小時後就會開始腸漏）、曾接受過類固醇治療，都會影響檢驗數據。

當準確度已經喪失，或是患者已經很不舒服，我就不會再做上述的腸漏檢測，而是建議病人做糞便分析，看他腸道黏膜有哪些營養方面的缺漏，再做營養素補充的建議，修復腸黏膜組織。

腸漏症的自我檢測表

□是否為早產兒[45]？

□出生後三年內是否曾服用抗生素、類固醇藥物（母親懷孕時服用也算）？

□小時候是否常有耳朵、喉嚨發炎（如：中耳炎、鼻竇炎、扁桃腺炎）？

□是否有偏頭痛、有腦霧、注意力不集中的困擾？

□常眼睛搔癢、有熊貓眼？

□常打噴嚏、鼻塞、流鼻水？

□常口腔潰瘍、嘴唇腫、口角炎？

□常呼吸困難、胸悶、清喉嚨？

□常有痤瘡、濕疹、蕁麻疹、皮膚過度乾燥、皮癬等皮膚問題？

□常噁心、打嗝、排氣、腹脹、腸鳴、心灼熱（火燒心）？

□常有便祕、腹瀉等排便問題（尤其在感染過腸胃炎之後）？

□有頻尿、夜尿、常泌尿道感染？

□常生殖器癢、分泌物色濁有味道、有念珠菌和真菌過度增生問題？

- □ 常常關節、肌肉僵硬、疼痛？
- □ 常承受中度至重度的情緒壓力？
- □ 體重不足或超重，或是常常水腫，新陳代謝很慢？
- □ 飲食中是否常出現奶茶、餅乾、糖果、含酒精等高糖分的加工食品？
- □ 是否酷愛烘焙食品，如麵包、蛋糕、甜甜圈？
- □ 習慣吃很鹹的食物、愛用醬料佐餐（如：番茄醬、沙茶醬、醬油膏、辣椒醬、XO醬等）？
- □ 是否經常感到疲累、嗜睡且憂鬱？
- □ 是否有甲狀腺或血糖問題？
- □ 是否曾被診斷罹患自體免疫疾病？
- □ 是否對於日常用品中的添加物特別敏感？
- □ 是否曾接受過放射線治療？
- □ 是否曾接受過化學治療？

若您有上述5項症狀，就要高度懷疑自己有腸漏問題。符合8項以上，建議您就醫治療，並請參考本書《PART6 5R計畫，重建你的腸道屏障！》P.226，在生活中修復腸道。

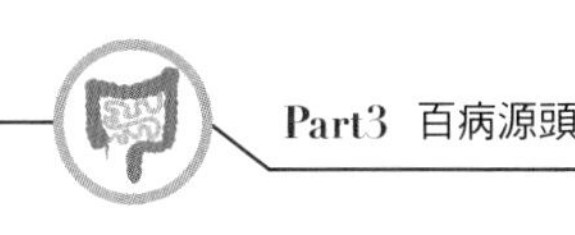

與中醫理論相呼應的「5R計畫」

修復腸道的「5R計畫」是美國功能性醫學總部所提供，若以中醫養生理論來看，「阻毒」是關鍵！

針對腸漏症，美國功能性醫學總部提供了一個好記的治療口訣，叫做「5R計畫」。但其實五千年優良的傳統中醫養生理論，也可以與5R計畫呼應——那就是一阻毒，二解毒，三排毒。

這三者中最重要的當屬「阻毒」，腸道若能守住防線，肝臟就無需處理過多的毒素，也就不會因為罹患肝病而導致「人生變黑白」！以下就是修復腸道的「5R計畫」，其中1R～4R恰恰符合中醫裡的「阻毒」概念。

1R排除（Remove）

想要減少免疫系統的負擔，要避免大量外來物長期刺激腸道，使腸道失去免疫耐受度而激活免疫系統，攻擊自我的細胞、組織與器官，引起「腹內燒」，我們需要排除以下的毒素：

①**病原菌：**如細菌、真菌、寄生蟲、病毒。

②**環境毒素：**減少使用藥物、酒精、食品添加物，避免接觸塵蟎、塑化劑等。

③**敏感或不耐的食物：**像是含麩質的食物等。

2R替代（Replace）

補充酵素、調整消化道酸鹼度，多吃高纖食物、喝好水。讓消化道好好做完最重要的工作：充分地消化食物，自然地吸收小分子營養素，也就不會有敏感食物的滲漏問題。

補充酵素前須經檢驗

會影響腸道酸鹼度的有胃酸、蛋白酶、膽汁、脂肪酶、醣類分解酶等；在我的診所裡，會幫需要的病人做糞便分析檢查，這是為了透過了解糞便的酸鹼度，看病人是否缺乏胰臟消化酶和膽汁的代謝產物，再對症下藥，而非亂槍打鳥。

過度且隨意地補充酵素，反而會抑制消化腺體的功能，甚至可能導致消化性潰瘍，不可不慎！

3R再接種益生菌（Re-inoculate）

選擇適當的菌株與數量種入腸道，讓益菌排除壞菌，處理好「廚餘」，發酵製造短鏈脂肪酸，合成維生素與胺基酸，讓腸道黏膜層更強壯，可以抵禦外來的入侵者。（詳細內容請參照《PART4 治好腸漏，打造互利共生的好菌！》P.119）

4R再生修復（Regenerate & Repair）

看診時，我常用「種稻施肥」的理論來衛教病人，腸道菌就好比水稻秧苗，要種在肥沃的農田裡（腸壁黏膜上），才能欣欣向榮。

所以，腸道黏膜必須健康、並能給予養分，腸道菌才會成為「寄生菌」，而不是「過路菌」，這就是益生元（Prebiotics，益生菌的食物來源）與共生質（Synbiotics，益生菌與益生元的混和物）的觀念。

5R留住品味生活（Relax & Retain）

腸道是人體的第二個腦，深受情緒與壓力的影響。我們應該要均衡飲食，並營造古早時代的用餐氣氛，一家人圍在餐桌邊，細嚼慢嚥、談天說地，有助於釋放身心壓力。而飯後散散步，平常要做適度的運動，建立優質的家庭生活與教育，讓全家人身心靈平衡，愉快與平衡的心靈是修復腸道的一帖良藥！

Part4

治好腸漏，打造互利共生的好菌！

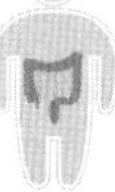

LEAKY
GUT
SYNDROM

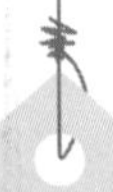

人體九成以上的細菌在腸道

二〇〇五年，大衛・雷蒙教授使用內視鏡取腸道的黏膜組織，才發現人類每一公克的糞便中的細菌，遠比過去認為的要高出甚多！

剛出生、呱呱落地的寶寶號稱腸內無菌，但出生後立即就有細菌駐紮進入腸道。孩子的腸道菌叢的生態系會受生產方式（採自然產或剖腹產）、嬰兒食物（喝母奶或配方奶）、衛生條件（曾住過保溫箱、加護病房、大家庭）、是否接觸到藥物的影響，到了三歲以後，孩子腸道中的細菌就已經跟大人一樣了。

之後隨著年齡增長，飲食和生活方式會改變其菌種的多樣性，腸道菌與宿主間存在雙向的互助關係，以維持最佳狀態的生態系。

精確研究腸道菌種不容易

長久以來，西醫對於腸胃道的功能研究重點都放在「消化與吸收」的範疇，一直到二〇〇五年開始，美國史丹佛大學的大衛・雷蒙教授（David Relmen）在《科學》（Science）期刊上，發表了第一篇以基因體學概念來研究腸道菌的論文，自此開啟了腸道菌、免疫學、營養學和神經學的大門。

幾十年前，我還是醫學院學生的時代，當年研究腸道菌的方法是針對已經排出的糞便做細菌的培養與檢測，但大部分的腸道細菌是厭氧菌，一旦被排到充滿氧氣的環境就會死亡，所以只能測到小於百分之三十的腸道菌。因此，要精確研究腸道菌其實有相當大的困難，當時的醫學教科書上寫的是：「每一公克的糞便中只有10^3～10^5個細菌」。

許多已經適應厭氧環境的細菌，難以在培養皿中被培養出來，於是科學家找到了一種新方法，就是研究細菌的遺傳指令（DNA、RNA），這可以在含氧的實驗室中作業，科學家只需取出微生物的樣本、萃取其遺傳物質，再加以分析即可。

每種生物都有其標記，在細菌的細胞核中，有負責製造蛋白質的16S核醣體RNA，這個對應基因在每種菌都是獨一無二的，只要訂出這個基因序列，科學家就可列出體內微生物群完整的基因，就能得知體內有哪些微生物種。

腸道菌種，劃時代的新發現

當人類基因組在二〇〇三年大部分測定完成後，大衛・雷蒙教授使用內視鏡取腸道的黏膜組織，再分析細菌的遺傳指令，發現人類每一公克的糞便中應該含有10^{10}～10^{11}個細菌，遠比過去認為的要高出甚多！

至此之後，**醫界常見的說法是腸道菌的種類約為一千多種（這也會因人而異），菌株數則達七千種以上，數量約為10^{14}，大概是一百兆個，重量達一～二公斤，其重量和人類大腦差不多一樣重，而其基因體為三三〇萬個基因，是人類的基因體（二萬～二萬五千個）的一百五十倍**[46]。

而人類的細胞在最高峰時約為六十兆個（二十五歲左右，以後只會愈來愈少），皮膚上的細菌是一兆個，可以說，人體九成以上的細菌都在腸道！

細菌決定了命運？

人的DNA有百分之九十九點九是相同的，但為何大家生的病不一樣？有人得脂肪肝、有人得癌症、有些人得心血管疾病……原因可能出在腸道中內含的基因體每人不同，就連同卵雙胞胎都不會一樣。

腸道菌的基因體是人體基因的一百五十倍，所以有科學家將兩者結合，稱之為「超級基因體」。但這超級基因體並非全由人體DNA掌控，所以，我們會生什麼病，腸道中如此巨大的微生物基因體，可能也扮演了重要角色。**研究顯示，肝癌、胰臟癌、膽囊癌、糖尿病、憂鬱症等疾病，恐怕都跟腸道菌內含的基因有關，這也是腸道菌受醫界重視的原因之一。**

腸道菌的多樣性和環境及人體的互動

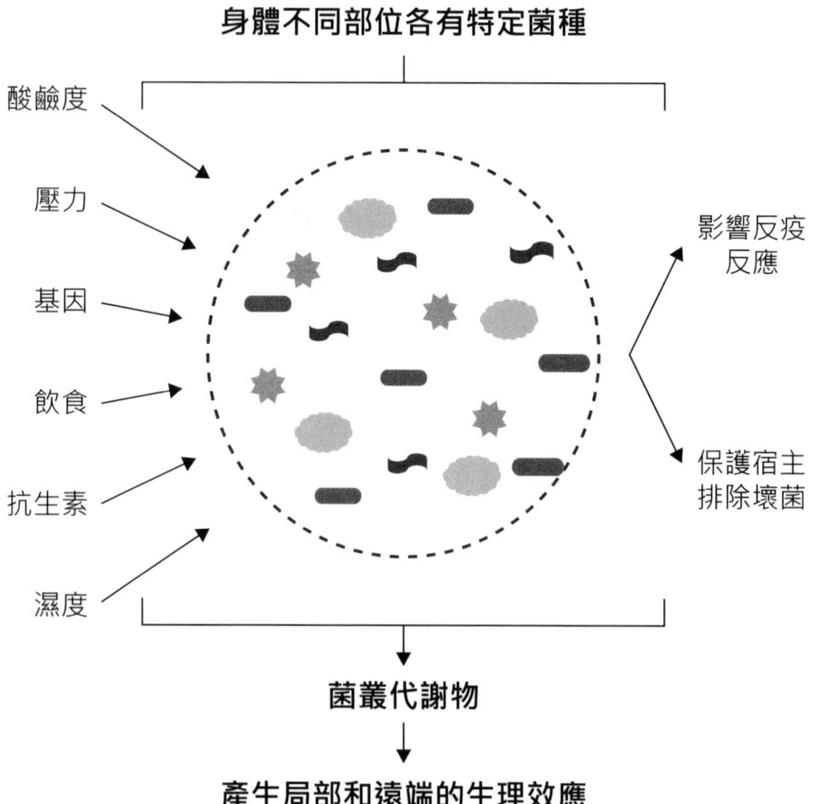

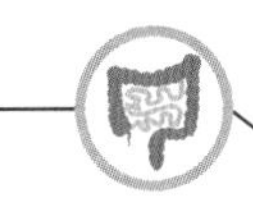

腸道菌叢最好有豐富多樣性

一個生態系要平衡，物種一定要多樣化，這叫做「保險假說」[47]，也就是說當出現擾動時，社會共同體須具備緩衝能力讓它回到平衡狀態，物種愈多愈不會受到擾動的干擾。

因為在有限資源裡已經有多種物種在競爭，已經適應環境的物種會抑制外來物種的過度增生。**研究發現，糖尿病、肥胖和發炎性腸道疾病的患者，其體內腸道菌叢的多樣性是較低的。**

人的一生伴隨菌叢的改變

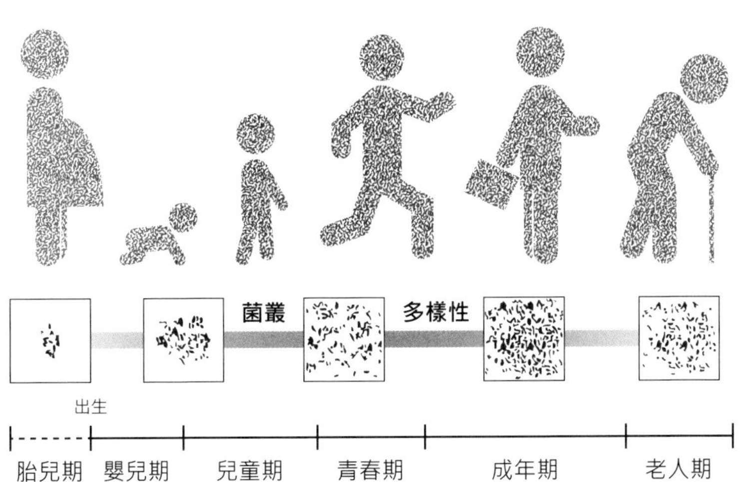

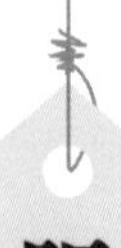

腸道菌是「器官」，不是「害蟲」

二十世紀初，一聽到細菌就覺得要殲滅它，但大衛・雷蒙的研究打破了這層偏見，認為這些腸道菌對於人體免疫系統的發展，具有重要的意義。

好菌有益健康，壞菌使人病

自從二十世紀初的亞歷山大・弗萊明（Alexander Fleming）發明盤尼西林開始，細菌一直被認為是不好的、邪惡的、會威脅人類健康的大敵，一聽到細菌就覺得要殲滅它。

但大衛・雷蒙的研究打破了這層偏見，他將數量如此龐大的腸道菌視為一個「器官」，不再把它們當作「害蟲」，認為這些腸道菌對於人體免疫系統的發展具有重要的意義。

免疫系統分為先天（innate）與後天（adaptive），而我們的免疫系統需要「分辨」，才會知道誰是該殲滅殺死的病原與毒素，誰又是可以幫助身體的幫手。而**腸道菌駐在腸黏膜上，它可以刺激身體的先天免疫力，且對於刺激黏膜的強壯也很有助益，它們會產生乙酸、丙酸、丁酸的代謝物，其中丁酸是腸道上皮細胞的能量來源，這些細菌的代謝物可提供人體百分之十的能量來源**（請詳見P.37）。簡單來說，好菌的發酵作用有益於健康，壞菌的腐敗作用會使人生病。

腸道菌的研究主要來自動物的經驗[48]，研究發現無菌動物比較容易受感染，可能的原因如下：

①血管分布與血流量下降。
②消化酵素較差。
③腸壁比較薄。
④細胞介質分泌較少。
⑤腸淋巴組織中的培氏斑塊較小、上皮內淋巴細胞較少。
⑥腸嗜鉻細胞（enterochromaffin cell，一種腸內分泌細胞）較多。

二〇〇三年時，XuJ醫師發表了一篇研究報告，在無菌老鼠體內只種了一種屬於擬桿菌門的菌，這就影響了無菌老鼠的多個基因，包括營養吸收、黏膜屏障功能、新陳代謝功能、血管新生與腸神經系統的發展都受影響。因此，更不要說人體內有至少一千種細菌，對人體健康的影響絕對不容小覷！

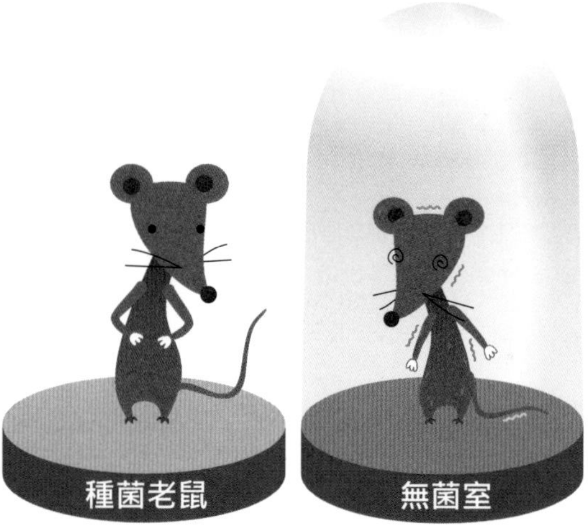

無菌室老鼠的體溫較低、體重較輕、毛色也較差。

腸道菌的關鍵三角色

對人類而言，腸道菌可分成以下三種：

①**好菌：**又稱益菌、共生菌，約佔百分之十～二十。好菌一般指乳酸桿菌、雙岐桿菌等乳酸菌群，會發酵乳醣、葡萄糖，生成乳酸、醋酸（乙酸）和丁酸等，使腸道處於微酸狀態。

②**壞菌：**又稱害菌、致病菌，佔百分之二十。指困難腸梭菌、病原性大腸菌、葡萄球菌、赤痢菌、傷寒菌等。它們會將小腸中沒有被完全消化吸收的脂肪和蛋白質做腐敗反應，產生胺基酸、氨、硫化氫、組織胺和吲哚等。當攝取過量脂肪時，體內膽汁就會被分泌，糞便變成鹼性，顏色也會呈現膽汁的顏色，變成深褐色或墨綠色。

③**中性菌：**又稱伺機菌與條件致病菌，約佔百分之六十～七十。中性菌是不好不壞，但會根據腸道環境而改變，伺機變好或變壞。

使用益生菌前須停看聽

好菌和壞菌有時是很難定義的，二〇〇八年《刺絡針》的一篇論文指出，針對嚴重急性胰臟炎的患者投給益生菌，做雙盲測試，結果給予益生菌的組因腸道缺血反應反而死亡率較高[49]。

所以，不是所有疾病都服用益生菌就好。因人、因時、因病選擇正確的菌種、菌株和菌量，是需要經過審慎評估的。

腸道菌超高的複雜度與專一性

生物的分類是「界、門、綱、目、科、屬、種」，在腸道菌的分類中，還會多個「株」，可見腸道菌的複雜性與專一性是多麼地高。腸道菌隸屬於以下六個門[50][51]：

菌門	說明
厚壁菌門（佔64%）	坊間常聽到的乳酸菌屬之。當體內發酵葡萄糖的時候，乳酸佔代謝物的百分之五十以上，才叫乳酸菌。乳酸菌比較不厭氧，所以存在小腸與大腸的前段。乳酸菌屬中有乳酸桿菌、嗜酸乳酸桿菌（A菌）、乾酪乳酸桿菌、鼠李糖乳酸桿菌、代田菌（養樂多）等。
擬桿菌門（佔23%）	跟厚壁菌門的細菌兩者在腸道中共佔百分之九十左右，屬於擬桿菌門的細菌為中性菌。
放線菌門（佔3%）	雙歧桿菌屬之，當體內發酵葡萄糖的時候，會產生百分之六十的醋酸與百分之四十的乳酸，非常的厭氧，所以多存在大腸的中後段。嬰幼兒體內最多的是比菲德氏菌，所以被當成腸道健康的指標，若體內比菲德氏菌的量愈多，代表腸道愈年輕。雙歧桿菌屬中有雙叉雙歧桿菌（B菌、比菲德氏菌）、長雙歧桿菌（龍根菌）、乳酸雙歧桿菌（雷特氏B菌）。
變形菌門（佔8%）	大腸桿菌及沙門氏菌、霍亂弧菌和幽門螺旋桿菌、克雷伯氏菌等。
疣微菌門	疣微菌屬和突柄桿菌屬之，是剛被劃出不久的細菌門，人類糞便中也有發現。
梭狀菌門	不能分解醣類，與發炎性大腸炎和大腸癌有關。

孩子的腸道菌最先來自母親

以人類的成長過程來看，孩子一出生後，早期進駐腸道的是腸桿菌屬（屬於變形菌門），和雙歧桿菌屬（屬於放線菌門），這些先驅者會影響宿主基因的表現，以產生適合它們居住的環境，阻止其他細菌的生長。

剖腹產的新生兒，其腸道內的菌種會出現媽媽皮膚上的菌，如金黃色葡萄球菌、丙酸桿菌（Propionibacterium spp.）和棒狀桿菌（Corynebacterium）。而**自然產的寶寶腸道內則是媽媽陰道裡的菌種**，如乳酸菌、普雷沃菌屬（Prevotella）、斯尼斯菌（Sneathia）[52][53]。這些烙印的菌種會一直存在孩子的體內，直到長大成人。所以，腸道菌最先來自母親。我常告訴病人，很少有女性醫師選擇剖腹產的原因在此。

二〇一〇年有一篇研究指出，研究者分析了歐洲小孩與非洲小孩的腸道菌叢後，發現歐洲小孩的厚壁菌門較多，擬桿菌門較少；非洲小孩則是相反，擬桿菌門多，厚壁菌門少[54]。由孩子的體型來觀察，歐洲的孩子普遍比非洲小孩胖，這結果吻合一項小鼠實驗：腸道內厚壁菌門（乳酸菌）多的小鼠比較胖。以上研究說明了**生產方式、飲食文化、年齡、生活方式會改變人們腸內菌種，會影響腸道的菌叢組合，這些變因影響了個人日後罹患代謝等疾病的機率**[55]。

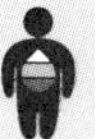 陰道菌叢與腸道菌有相同機轉

陰道菌叢有五種社區型組合，其中四種菌叢都是乳酸菌屬為主，可提供乳酸降低陰道酸鹼度，避免感染，同時乳酸還有抗病毒和抑制發炎的效果，並可藉由乳酸菌產生黏膜增強陰道的屏蔽功能，跟腸道菌有同樣的機轉！

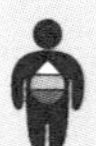 腸道菌不只出現在大腸

一般提到益生菌、腸道菌，似乎專指大腸，但其實不是只有大腸才有腸道菌，小腸裡也有腸道菌（胃酸、膽汁和胰臟分泌物阻止了胃和小腸前段的細菌駐紮），較精確的說法是「主要的、最多的腸道菌在大腸」，大概99%的腸道菌在大腸。

口腔衛生是很重要的，台灣小孩的蛀牙率非常高，12歲以下的孩子平均有2.5顆蛀牙，遠高於全球平均值的1.67顆蛀牙。更驚人的發現是，牙周細菌可以出現在人體非口腔的位置，導致個體出現症狀。口腔衛生改善可以減少肺炎、心血管疾病的發生率，甚至可以提升懷孕的成功率。

腸道菌決定一生健康

腸道菌對於人體有保護、結構及代謝的三大功能，而如何讓數量最多的中性菌，成為益菌的幫手是關鍵。

雖說益菌與壞菌在腸道中的比例相當，但透過多吃纖維質、補充益生菌，建立良好的生活習慣，可以讓腸道環境更適於益菌生存。這主要影響了數量最多的中性菌，成為益菌的幫手，阻止壞菌的腐敗作用產生。

但若飲食中含過量脂肪、醣類和蛋白質，會使中性菌倒向壞菌，助長腸道中壞菌的腐敗反應。

腸道菌三大特殊功能：保護、結構及代謝

①**具保護功能：**可排除壞菌、營養素競爭、受體競爭、產生抗菌物質（如:細菌素、乳酸等），並促進腸道蠕動。

②**具結構功能：**

・可使腸道屏障強化，讓緊密連接更緊密。

・可調控免疫系統。腸淋巴組織中的培氏斑塊（Peyer's patch）在出生前已形成，和腸道菌無關。但是孤立的淋巴濾泡（isolated lymphoid follicles）則在孩子出生後仰賴腸道菌促使其成熟，足見腸道菌在人體免疫上的重要性。

・可引導IgA的製造。

③**具代謝功能：**

・可控制上皮細胞的分化與複製，所以可以防止癌化反應。

・可發酵產生短鏈脂肪酸。

・可合成維生素，包括生物素（Biotin）又稱維生素B_7，葉酸和維生素K_1

（phylloquinone），對心血管有益。

- 合成胺基酸。
- 有助於膽酸代謝。膽酸是膽固醇製造的，若能將膽固醇轉成膽酸，就不會高膽固醇、高血脂。
- 有助於礦物質的吸收（如鎂、鐵、鈣）。
- 代謝掉食物中的致癌物質。
- 利用能量。
- 控制食慾（瘦素leptin、飢餓素ghrelin）。

腸道菌與上皮細胞對話的三途徑

◎**第一途徑**：上皮細胞偵測到管腔內的細菌改變，會釋放出細胞介質，誘發先天與後天的免疫反應。

◎**第二途徑**：腸淋巴組織上的M細胞會將管腔內的腸道菌，送到旁邊的樹突細胞與抗原呈現細胞。

◎**第三途徑：**樹突細胞本身也有直接偵測到腸道菌的功能，伸出突觸而不會傷到緊密連接。

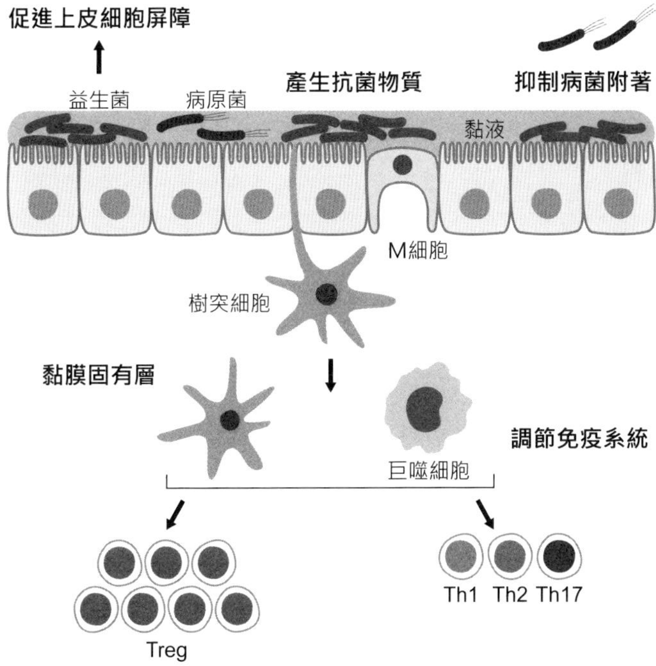

中性菌可刺激免疫力

研究顯示，經嘴而入的中性菌（例如大腸桿菌），可以在腸道的樹突細胞中偵測到，但不會跑到脾臟去，也就代表沒有進入人體系統中。但如果入侵的是毒性較強的沙門氏菌，不僅能在淋巴球中發現，也能在樹突細胞中被培養出來。

這代表毒性強的細菌，並非樹突細胞、巨噬細胞等能夠承受，它們能應付的是數量控制在一定範圍內、較為溫和的中性菌。

從這個角度來說，亦正亦邪的中性菌也發揮了它的功能，因為中性菌引起的「輕度發炎」對免疫力具有正面的意義。須知**免疫系統就跟人一樣，不能太過「天真無邪」，身體需要少量的細菌，可以對免疫系統做好「知會」的動作，將傷害被控管至最小，僅止於局部，但可使免疫系統更強壯**，因此不能說這些細菌都是壞蛋。

但當免疫細胞也遭感染，免疫防線一旦潰堤失守，病原菌就會堂而皇之進入人體系統中，產生系統性的發炎，進而出現發燒、嘔吐等病症，這樣人體付出的代價就太巨大了。所以，細菌是敵是友，需依照以下三個機轉而定：

①細菌的特質，是否具有強大的致病因子，如黏著性、侵襲性。

②上皮細胞的狀態（類鐸受體），若基因導致類鐸受體有缺損，就會產生自體免疫性疾病，如克隆氏大腸炎（Crohn's disease）。

③黏膜固有層中免疫細胞的特質。

影響菌叢平衡的重要因子

腸道菌叢失衡，意指腸道菌的組合改變，導致與健康狀態的比例不同，使上皮細胞受傷，免疫系統弱化並產生發

類鐸受體是什麼？

上皮細胞和樹突細胞為了分辨共生菌和病原菌，發展出了兩種主要的偵測系統，其中之一就是類鐸受體（TLRs）。它們可以偵測微生物結構的基本圖案，可能是脂肪多醣體，或是蛋白多醣體，然後再視需要引發局部的發炎反應。

研究發現，缺乏類鐸受體的老鼠因為無法偵測到共生菌，導致腸道上皮細胞複製分化減少、保護因子也減少，所以類鐸受體和腸道的屏障功能是息息相關的[56]。

炎反應，產生有毒的代謝物、增加氣體量，因而導致腹脹。

生態失調

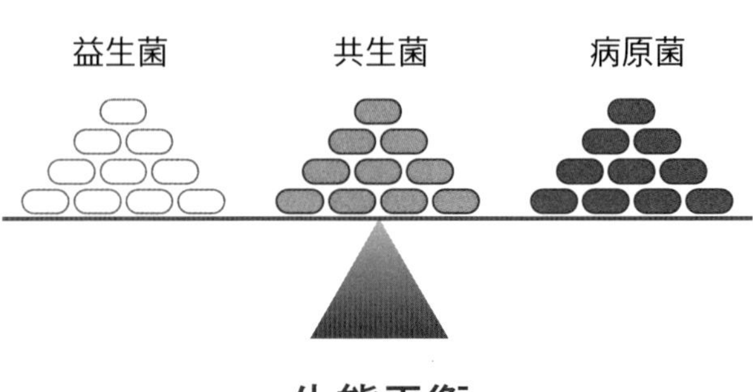

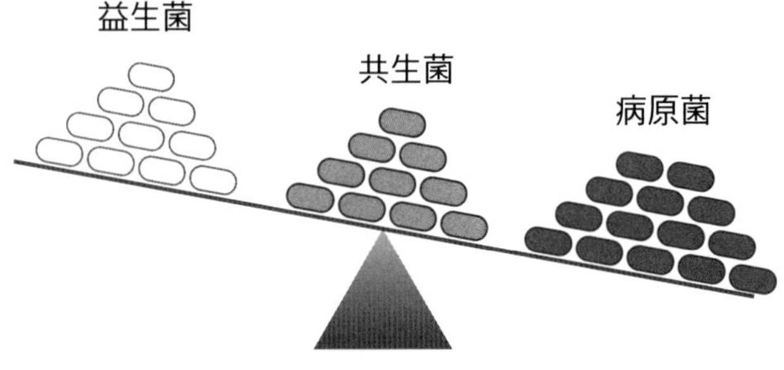

當病原菌的數量增多時，菌叢失衡，會導致發炎與疾病產生。

哪些因子可影響菌叢的平衡？

①宿主基因：如潰瘍性大腸炎的病患出現控制腸道屏障蛋白質的基因突變。

②生活方式：飲食習慣、抽菸、喝酒、壓力、運動與否都有影響。

③早期接觸（early colonization）：生產方式、是否喝母乳、住在保溫箱等。

④醫療環境（medical practice）：接觸抗生素、施打疫苗、衛生條件等。

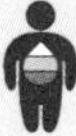

柯霍氏法則面臨挑戰

自一八九〇年由柯霍（Koch）建立了柯霍氏法則，開啟現代醫學的一頁。柯霍氏法則是必須在疾病體中找到一個病菌，此病菌被培養後接種到健康的個體，導致相同的疾病。

這個法則被廣泛地運用在許多疾病上，誕生了許多疫苗。但目前更新的研究挑戰了這個觀念，因為人類疾病並非由單一病原菌所引發，尤其是在我們的腸道！

菌叢平衡的影響因子

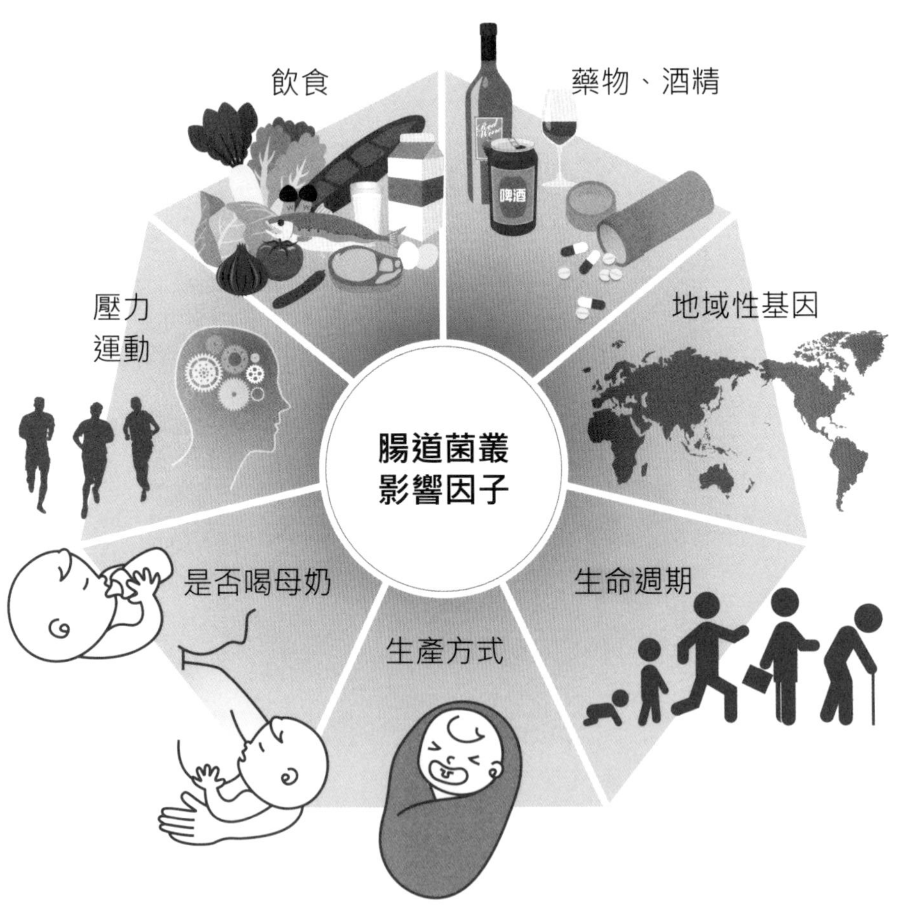

台灣人的腸道已不堪虐待

隨著國人飲食西化、再加上食安問題層出不窮，台灣的大腸癌發生率已經是世界第一了。

台灣大腸癌發生率世界第一

根據二〇一一年衛生署的統計資料，台灣罹癌人數不斷增加，其中又以大腸癌的罹患人數最多，平均每三十七分鐘就有一人得到大腸癌，台灣的大腸癌發生率已經是世界第一了。

十大癌症之中，大腸癌長期盤踞在台灣男性首位，女性第二位。過去一直認為這是西方國家的好發疾病，但是隨著國人飲食西化、再加上食安問題層出不窮，如三聚氰胺毒物、餿水油事件、塑化劑、毒澱粉等，台灣人的腸道已經不堪虐待了！大腸癌化的機轉與腸道菌也有相關，大致的路徑如下：

①腸胃道吸收了致癌物質後，由肝臟代謝，轉至腸道，再由腸道菌轉化成致癌的活性成分，如氨。

②食物中致癌物（香腸、火腿等加工紅肉中的硝酸鹽，已被世界衛生組織認定為一級致癌物）直接由腸道菌轉化成致癌的活性成分如:亞硝酸鹽。

③腸道菌的代謝物是致癌物如吲哚、酚、亞胺等。

④腸道菌處理過量膽汁酸製造代謝成次級膽汁酸。

預防腸道致癌之道

目前認為要避免腸道致癌的機轉是：

- 菌叢生態平衡；
- 腸道蠕動正常；
- 膽酸代謝路徑正常。

1 菌叢生態平衡

發炎和癌症的關係是近年來醫界研究的大熱門，要如何恢復大腸黏膜的健康，是全世界要共同面對的健康課題。

根據過去的研究，因為遺傳因素而罹患大腸癌的患者僅佔百分之二～五左右，而**高油脂、高熱量、低纖維食物已是公認的大腸癌危險因子，導致了菌叢失衡和體內的慢性發炎，這正是造成大腸癌的機轉**。發炎性大腸疾病的病人是大腸癌的高危險群，在這群病人的腸道菌中，厚壁菌門和梭狀菌門相對較多！

很多研究發現，大腸直腸癌病人的腸道菌叢不平衡，而健康者的腸道菌叢是平衡的，雖然目前沒有找到柯霍氏法則的病原菌，但**菌叢失衡**、**屏蔽受損和發炎反應的惡性循環**需要盡速矯正。希望藉由益生菌、益生元、甚至菌種的移植（請詳見P.243），使腸道恢復到菌叢平衡狀態，維持腸道菌健康是預防大腸癌的重要工作。

大腸發炎、癌化的機轉與菌叢失衡、屏障受損有關

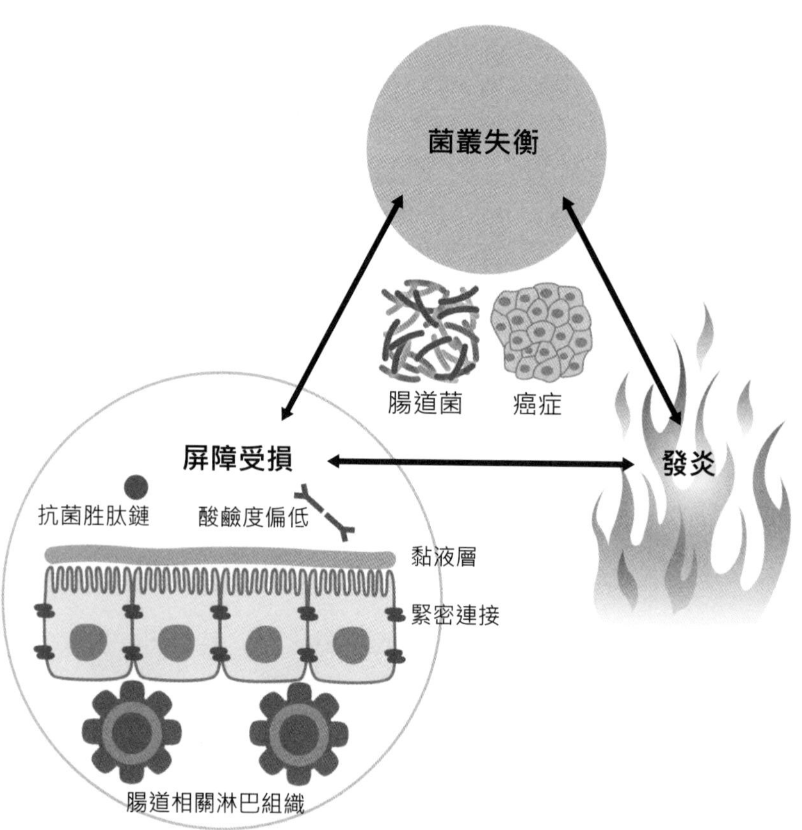

2 腸道蠕動正常

便祕的定義是一週排便少於三次，但**「次數」並非一個完美標準**，因為臨床上有人雖然排便次數大於、等於一週三次，就診時仍會主訴「排便用力」「下腹脹」「大便硬得像羊屎」或「排便後覺得解不乾淨」。造成以上情況的原因如下：

①原發性蠕動異常。
②藥物引起，如抗憂鬱藥、含鈣或鋁的制酸劑、鈣離子阻斷劑等。
③系統性疾病，如甲狀腺機能低下、糖尿病、巴金森氏症等。
④缺乏運動。
⑤飲食缺乏纖維。
⑥壓力與焦慮。

當發生便祕時，治療上第一步是衛教病人，請務必在食物攝取上增加纖維攝取量，達到一天二十～三十克。

台灣的外食比例甚高，便當、小吃往往以白米、白麵、肉類為主，當中纖維質食物的比例常是不足的。

而加工食品，例如零食、餅乾、麵包、泡麵這類國人常拿來解饞的食品，同樣也嚴重缺乏纖維質，當我們每天的飲食都被外食、加工食品填滿時，就會缺乏腸道菌叢所需的纖維質。

纖維質也是「益生元」的一種，分可溶性纖維與不可溶性纖維，可溶性纖維吸水後會膨脹，形成凝膠物質，是腸道菌發酵時所需的重要營養物，同時可延長食物在胃中停留的時間，進而減緩糖分分解和吸收速度，防止血糖急速上升，並可與脂肪酸結合，降低膽固醇。

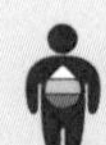

腹瀉時不該吃纖維質食物？

有一種說法是，腹瀉是因為大腸蠕動太快，因此不該吃纖維質食物，以免加重症狀，但這裡要區分吃進的是哪一種纖維質。

我們每日飲食所含的纖維中，約有三分之一是可溶性纖維，三分之二屬於不可溶性纖維，不可溶性纖維會增加糞便的總量，因此的確不適合在腹瀉時攝取。而可溶性纖維是腸道發酵時的主要益生元，可以產生抑制腹瀉症狀的丁酸，所以這時可以攝取適量的可溶性纖維。

不可溶性纖維不會溶於水，但可以增加糞便的質量，同時吸附大量水分，增加糞便的柔軟性，也有刺激腸蠕動的作用，縮短有害物質在腸道內停留的時間，預防大腸癌化反應。若每天大號時發現糞便過少，代表所吃的不可溶性纖維不夠。

纖維質食物攝取太少，不僅會造成腸道發酵不足，也會導致熱量不足。根據研究，老鼠每日約有百分之三十五的總卡路里（熱量）是來自於短鏈脂肪酸，而人類約有百分之五～十五的熱量來自短鏈脂肪酸。而**短鏈脂肪酸的濃度，正有賴於我們每日吃進纖維質食物的多寡**[57]。

◎纖維食物的來源為植物，大致可區分如下：

可溶性纖維	不可溶性纖維
果膠、樹膠、植物膠、寡醣等屬之，主要來源有豆子、蔬菜、水果、木耳、洋菇等。	纖維素、半纖維素、木質素等屬之，主要來源有全穀、根莖類、果皮、蔬菜、豆類等。

3 膽酸代謝路徑正常

膽汁由肝臟製造，原料是「膽固醇」，儲存在膽囊中。當吃了高油脂的食物時，為了乳化脂肪，膽汁就會從膽囊中釋放出來到十二指腸，其主要成分中百分之八十二是水，百分之十二是膽酸，磷脂佔百分之四，膽固醇佔百分之零點七，其他成分還有IgA、荷爾蒙和黏液等。

膽酸可分為初級膽酸和次級膽酸，初級膽酸在肝臟製造，會和甘胺酸或牛磺酸鍵結成結合型膽酸，為了避免胰酶的水解，在小腸處促進脂肪的消化吸收。到了迴腸末端，百分之九十五的膽鹽被再吸收，只剩下百分之五到大腸。

這剩下的百分之五膽鹽會被腸道菌代謝成次級膽酸，如果碰到了壞菌（主要幫兇是厚壁菌門中的莢膜梭菌和梭狀菌門）[58][59]，產生過量的去氧膽酸（deoxycholic acid），就成了要命的致癌物，因為去氧膽酸會產生自由基，傷害大腸黏膜。所以，減少食用高油脂食物，就能減少膽酸進入大腸，產生致癌物質，影響健康。

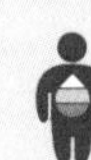

嚴格生酮飲食不利於腸道健康

近來生酮飲食掀起了一波潮流，這種飲食法的特色是醣類食物降到百分之十左右，脂肪佔百分之七十～八十，百分之十～二十是蛋白質食物，因此是一種極端往高脂肪食物靠攏的飲食型態，並非許多營養專家宣導的「均衡飲食」。

身為一個腸胃科的醫師，我不贊成一般人採取如此極端的飲食方式，原因如下：

問題1：不利產生乳酸菌

生酮飲食最大的問題，是飲食中嚴重缺乏醣類食物，這會影響腸道內的生化反應，例如厚壁菌門中最著名的益菌是乳酸菌，需要葡萄糖發酵而產生，進而產生短鏈脂肪酸，當腸道內欠缺葡萄糖時，腸道原有的酸鹼度、生態都會隨之改變。

問題2：增加腸道腐敗反應

高油脂、高蛋白的食物在腸道內走的是腐敗反應，高油脂食物還會導致腸黏膜受傷、脂肪肝、肝臟纖維化等問題，干擾腸道菌與黏膜的恆定。

問題3：高脂食物並非人類天然主食

人類的牙齒構造也顯示生酮飲食並不符合演化的原則，牙齒中負責研磨的臼齒佔多數，高達二十顆，撕裂肉品的犬齒共四顆，加上切斷食物的門齒八顆，足見穀類食物才是人類的自然主食。

問題4：是生酮飲食改善了過敏？

有些人表示，他們吃了生酮飲食之後成功改善了過敏，這可能是他們原來吃錯了醣類食物。許多人的醣類來源為小麥製品（麵條、麵包、蛋糕、餅乾等），當中含有容易導致過敏的麩質，採用生酮飲食的人不會再吃小麥製品，過敏症狀自然消失。

但是醣類食物不只有小麥，米飯、根莖類食物（地瓜、馬鈴薯、山藥、蓮藕等）都含有醣分，而且很少人會對這些食物過敏。因此有過敏的人應該優先採取「無麩質飲食」，而不是生酮飲食。

問題5：並非健康的減肥方式

也有不少人吃生酮飲食是為了減肥，食物中減少澱粉比例的確也減掉了熱量來源，有可能會變瘦，但高脂肪的食物會導致體內囤積更多脂肪，形成脂肪肝，增加胰島素抗性，長期來看，不但無助於減肥，也可能愈減愈不健康。

萬物之靈的人類請拿回主導權

宿主是有主導權選擇好菌，來幫助自身健康的。藉由控制腸道菌的生長環境，讓好菌能成為腸道中的主流勢力，方法如下：

①正確的酸鹼度。
②膽汁的分泌，勿攝取過量蛋白質、脂肪。
③正確的蠕動。
④強壯的黏膜層、纖維素、胺基酸。
⑤充足的氧氣、絨毛健康、氧自由基（free radicals）可避免菌叢失衡。

從人體的消化道、腸黏膜、腸漏症的成因，談到腸道菌與宿主間存在雙向互助關係的重要性，接下來，想跟大家談談腸漏症可能導致的常見疾病，這些疾病關乎你我健康，很多是麻煩且難解的疾病，如自體免疫疾病、很普遍常見的代謝症候群等，根據研究，回朔後都發現，腸道很早就出了問題。

Part5

腸漏，造就現代流行病！

LEAKY
GUT
SYNDROM

難以確診的疾病——自體免疫疾病

自體免疫疾病因為症狀複雜，在確診上有其難度，所以病人常跑了很多門診，做了很多檢查，還搞不清楚自己為何這麼不舒服。

案例故事

一位將近五十歲的女性，在九年前因為蕁麻疹困擾，來我診所做食物過敏檢測。之前她就已經被診斷出罹患僵直性脊椎炎，並服用免疫調節劑，家族中並無相關疾病的病史。

因為她有僵直性脊椎炎，同時也有脹氣、便祕的問題，所以自行服用健康食品，例如大豆蛋白、維生素C、鈣片、棗精與酪梨油，希望排便能夠順暢。

當時她的食物過敏檢測報告顯示，對烘焙酵母重度過敏，中度過敏

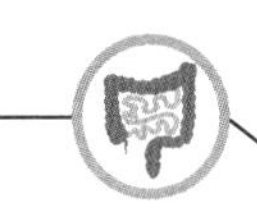

的有辣椒、咖哩粉等辛香料，還有黃豆、小麥麩質、鳳梨、帶殼類海產等，甚至還包括稻米。

因為她對很多食物過敏，我懷疑她有腸漏症，於是加做糞便與尿液有機酸分析。糞便分析中顯示她腸內丁酸嚴重不足，導致她的腸道上皮細胞修復與複製分化能力不佳。

糞便與尿液檢查顯示，她體內的乳酸菌、比菲德氏菌不足，這使腸漏的現象加劇，因此透過腸肝循環跑到肝臟的毒素增加，加重了肝臟的解毒負擔，當時建議他停止大豆蛋白這種營養品，並進行腸漏症治療。

她同時有不孕問題，後來領養了小孩，但育兒壓力使她身體更不舒服。到了二〇一七年時，開始感到下腹疼痛，一天要解大號六到七次之多，且糞便中有血絲與黏液，這讓她緊張而去照了胃鏡與大腸鏡。

結果顯示她罹患了潰瘍性大腸炎，於是我又幫她追蹤了一次食物過敏原，上一次的檢測後她有做飲食調整，和腸漏症治療，所以原本重度過敏的食物降為中度。續做糞便分析的結果顯示，她腸道內的丁酸質趨於正常，但油脂攝取卻明顯不足。

因此我繼續調理她的腸道問題。請她養成運動的習慣，舒緩生活壓力，每天補充好的油脂、葉酸、B_6、B_{12}與益生菌，持續半年以後，她的腹痛、排便次數與關節痛都有明顯改善。

自體免疫疾病患者愈來愈多

在美國，約有百分之五～百分之八的人患有自體免疫疾病，換算出來約有兩千萬人，屬於美國的第三大疾病。**在台灣，領有重大傷病證明的病人當中，自體免疫疾病也高居第三，僅次於癌症與慢性精神病**。

依據民國一〇三年健保署的統計資料，該年度約有九萬五千二百八十人因自體免疫疾病而領取重大傷病卡，到民國一〇五年衛福部公布的資料顯示，全台有效領證數已達十萬四千六百二十六人，每發出一百張重大傷病卡，就有十一人是因罹患自體免疫疾病，年成長率高達百分之五。

自體免疫疾病致病原因的演進史

一百年前，醫界認定細菌或病菌的結構與宿主自身抗原相似度太高，正常免疫系統為了清除這些外來的病原體（因為病原體的結構與宿主自身的抗原相似），而攻擊自己本身正常的細胞，稱之為分子相似學說（molecular mimicry）；或是當細菌等抗原導致身體組織受傷後，後續組織會一直壞下去，最終導致自體免疫疾病。總之，當時的人認為致病的原因是外來的細菌或病毒。

到了三、四十年前，醫界開始出現「衛生假說」，認為自工業革命後人類生活變得太乾淨，使感染寄生蟲的人變得更少。寄生蟲可以刺激人體的T細胞，因此當缺乏寄生蟲時，會缺乏Th2，讓另一種T細胞（Th1）太強，所以產生自體免疫疾病。

又經過十幾年的研究，醫界認為應該是調節性T細胞（Treg）出現功能異常，導致無法正常調節和抑制免疫系統，而調節性T細胞正是存在於黏膜固有層的常備兵（請參照P.76）。

當然遺傳絕對是個體先天性的烙印，但是根據研究顯示，遺傳因素只佔了不到百分之二十。而遺傳的烙印是在MHC這個環節上，例如：僵直性脊椎炎就和HLA-B27基因有關。

自體免疫疾病的病理機轉

在前面的章節我曾提過免疫作用的三道防線（詳情請見P.80），這邊再簡述如下：

第一道是皮膚與黏膜系統，這屬於先天性、非專一性的防線。

第二道是巨噬細胞、嗜中性白血球、肥大細胞和自然殺手細胞所組成的發炎反應。

第三道是後天性、專一性的免疫系統，如T細胞、B細胞、補體和MHC（主要組織相容性複合體，這是與免疫系統有關的一種基因家族）這一系列的反應，產生抗體來對抗敵人（如病菌和過敏原）。

自體免疫疾病是問題已經到了第三道防線，臨床表現上，屬於「專一性

免疫疾病」，因為產生了抗體，失控而反覆地攻擊自己！它的面貌之所以如此多變，出於「發炎」一定是全身性的，會產生很多要不了命但又不舒服的症狀。目前已知有八十種以上的自體免疫疾病，據抗體攻擊的標的可分為兩大類：

①**器官特異性自體免疫疾病**：如愛迪森氏症、橋本氏甲狀腺炎、葛雷夫氏症、重症肌無力、胰島素依賴型糖尿病、自體免疫性腦炎（因而發現Th17）、自體免疫性肝炎等。

②**全身性自體免疫疾病**：如紅斑性狼瘡、類風濕性關節炎、僵直性脊椎炎、格修連氏症候群（乾燥症）、全身性硬化症等。

10種可領取重大傷病卡的自體免疫疾病

1. 紅斑性狼瘡
2. 全身性硬化症
3. 類風濕性關節炎
4. 多發性肌炎
5. 皮肌炎
6. 血管炎
7. 天孢瘡
8. 乾燥症
9. 克隆氏症
10. 慢性潰瘍性結腸炎

這是一種很難確診的疾病

所謂的自體免疫「症候群」，在確診上有其困難度，因為**症狀很複雜**，**通常會有主要症狀**、**次要症狀**、**許多症狀伴隨出現**，它不像糖尿病、高血壓等疾病，有清楚的血糖、血壓標準可以判斷，所以病人常跑了很多門診，做了很多檢查，還搞不清楚自己為何這麼不舒服。

根據美國自體免疫相關疾病協會的調查，平均要經過四點六年，看了五位醫師後，病人才會被確診。

典型的發炎反應

自體免疫疾病的症狀就是典型的發炎反應：紅、腫、熱、痛。這取決於免疫系統攻擊身體的哪一個部分，例如：類風濕性關節炎，關節會產生疼痛、僵硬、變形、喪失功能等。紅斑性狼瘡的發病症狀更是跑遍全身，會有關節痛、掉髮、皮膚光敏感、皮膚遇冷出現網狀血管，影響腎臟、心臟、神經系統等。因此當出現以下二～三種以上症狀時，建議找專科醫師診察，確定原因。

□不明原因發燒。
□有蛋白尿、血尿。
□掉髮。
□皮膚出現不明紫斑。
□口腔潰瘍。
□眼乾、眼睛反覆發紅。
□關節疼痛及僵硬。
□口乾。
□肌無力。

自體免疫疾病的檢測說明

自體免疫疾病有八十種以上，因此實驗室的檢查項目也會依據疾病的不同而不同。主要的診斷項目如下：

1 病史及臨床表現

從類風濕性關節炎是如何診斷的，就不難理解古人「望、聞、問、切」的重要性。抽血與X光片的異常只是其中兩項，而八項中的其他六項都是病史和臨床表現，只要符合四項就可以診斷是類風濕性關節炎！而在二〇一〇年類風溼性關節炎最新診斷準則中，更將X光刪除，以期能夠早期診斷，避免錯過早期的黃金治療期。

類風濕性關節炎診斷標準：

①早晨關節僵硬超過一小時。

②至少有三個以上的關節發生腫脹現象，並經醫師確認過。

③關節腫脹是否包括了手部的近端指骨關節，指骨掌骨關節或腕骨間關節。

④關節腫脹現象是否對稱。

⑤是否發現類風濕性結節。

⑥血液中是否有類風濕性因子異常。

⑦手部或手腕部位的X光檢查是否發現有骨頭邊緣的侵蝕或關節周邊的骨質

疏鬆現象。

⑧第一至第四條必須存在六星期以上。按此標準，如果一個病人符合上述前七點中的四點以上，就可被認定患有類風濕性關節炎。

2 病史及臨床表現

抽血檢測CBC/DC、ESR、CRP指數。

3 免疫學檢測

自體免疫抗體檢測，例如：ANA抗核抗體、免疫複合體（immune complex），如類風濕性因子（rheumatoid factor、RF）和補體等。

一九七八年的ACR準則，個人認為比較好記實用，而且二〇一〇年的類風濕性關節炎最新診斷標準中，有一項抗環瓜氨酸抗體（CCP），其健保設限頗多。

醫界治療的新方向

過去，自體免疫疾病的傳統療法是使用類固醇與免疫抑制劑，壓制患者過度活躍的免疫系統，但那只是治標而不治本，經過百年的進展，醫界逐漸摸索出治療自體免疫疾病的新方向。

許多研究者開始把目光對焦至人體最大的器官——腸道，往腸黏膜的滲透度與其抵抗力的方向來處理，避免免疫系統繼續錯亂下去。

所以，**自體免疫疾病是有可能治癒的**，但必須重建病人的腸道與黏膜系統，使之強化，並改善腸道環境，讓抗原呈現細胞抓到的是有益的中性菌而非毒性高的壞菌，如此免疫作用可止步於第二道防線，後天專一性的免疫系統（第三道防線）便不會常常被刺激而產生「大當機」，製造出T細胞，招喚補體與MHC，接著使B細胞製造出一大堆抗體，發生不可收拾的自體免疫發炎反應。

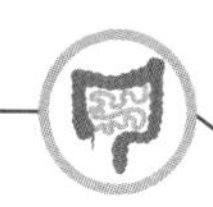

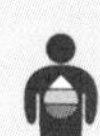

自體免疫疾病的元凶——弱基因＋不良環境＋腸道屏蔽差

當自體免疫疾病的病人愈來愈多，傳統觀念認為是基因導致這類疾病的產生，但無法完全解釋，帶有弱基因的人其實只有不到百分之二十的比例會進展到自體免疫疾病。

研究者因而想到了第二個因子，應該是環境提升了弱基因的表現，環境因子除了細菌、病毒之外，抽菸、有機溶劑、食品添加物和食物中的小麥製品等，都可能誘發此類疾病。

腸道是人體中最大的、與外在環境接觸的介面，所以建立完整的連接（尤其是緊密連接）、強壯的黏膜，來預防或治療自體免疫疾病，是目前醫界與科學界努力的方向。

這就是自體免疫疾病的治療將不再只限於風濕免疫科，而要讓腸胃科也加入的治療趨勢。

預防自體免疫疾病的方法

弱基因≠發病

一九九四年有學者做動物實驗，將HLA-B27轉基因大鼠（HLA-B27 transgenic rats，一種會自發性得到關節炎的老鼠）養在無菌環境，發現就算帶了異常的基因，也不會有腸道炎和周邊關節疾病。

腸道菌叢異常可能誘發

二〇一〇年前後，科學家用會產生自體免疫關節炎的老鼠（缺乏白細胞介質-1受體的基因異常小老鼠）做實驗，發現無菌老鼠不會發生關節炎，但投與比菲德氏菌（Lactobacillus bifidus）的老鼠，其調節性T細胞（Treg）活性下降，Th1和Th17細胞的活性上升[60][61]。

以上動物實驗顯示，光有弱基因不代表就會發病，但當某些易感性基因遇到了某些腸道菌，等於扣下了板機，激活了系統性的發炎反應，進而引起

類風濕性關節炎的機轉

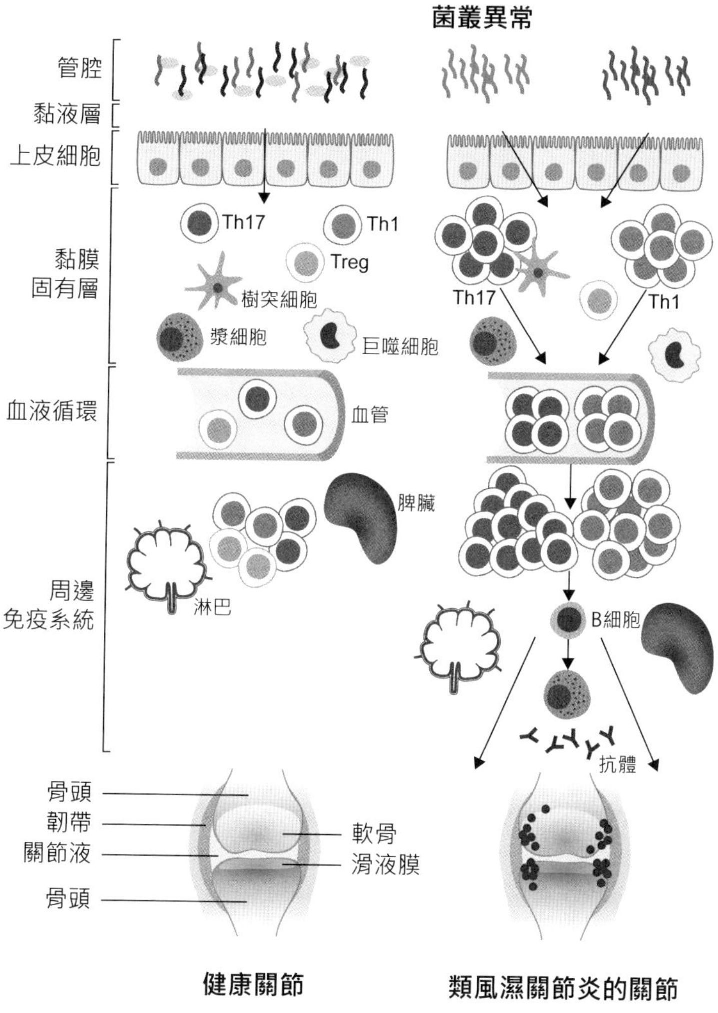

菌叢異常

管腔
黏液層
上皮細胞
黏膜
固有層
Th17
Th1
Treg
樹突細胞
漿細胞
巨噬細胞
Th17
Th1
血液循環
血管
周邊
免疫系統
脾臟
淋巴
B細胞
抗體
骨頭
韌帶
關節液
骨頭
軟骨
滑液膜

健康關節

類風濕關節炎的關節

類風濕性關節炎。

在人類研究中，發現在類風濕性關節炎病人的血漿和關節囊滑膜中，調節性T細胞活性下降，Th17細胞的數目增加，代表當腸道菌叢異常時，某些易感患者會發生免疫耐受性的崩解，導致系統性的免疫不平衡，造成周邊組織（例如關節）的損傷。

類風濕性關節炎 vs. 乳糜瀉

以下是「類風濕性關節炎」和「乳糜瀉」兩種自體免疫疾病的異同，希望這類比較有助於讓大家了解這如馬賽克拼花般複雜的疾病，生活中有哪些危險因子可能致病，為自體免疫疾病的預防與治療帶來更多希望[62]！

比較項目	類風濕性關節炎	乳糜瀉
盛行率	1%	1%
女性	++	+
	西方人的罹患率比東方人高	西方人的罹患率比東方人高

環境因子	牙齦卟啉單胞菌（Porphyromonas gingivalis） 感染 壓力 抽菸 生產後 避孕藥 菌叢異常 咖啡因	麩質 感染 壓力 配方食物 菌叢異常
病毒	EBV HCV Tuberculusis	EBV HCV Tuberculosis
腸道發炎	＋＋	＋＋
先天和後天免疫反應	＋＋＋	＋＋＋
標的／相關器官	關節／腸道 內分泌、心臟、肺臟、腦、神經、血管	小腸／關節 內分泌、心臟、肺臟、腦、神經、皮膚、胰臟

罹患乳糜瀉的患者會有肚子脹、腹瀉、便祕、吸收不良、體重減輕和皰疹樣皮膚炎，其併發症有缺鐵性貧血、骨質疏鬆、不孕、癌症和神經病變。

什麼是乳糜瀉？

發炎性大腸炎（庫隆氏症和潰瘍性大腸炎）是大腸的自體免疫疾病，而乳糜瀉是小腸的自體免疫疾病。

乳糜瀉的主要病徵：

①吸收不良。

②對小麥製品過敏。

③小腸結構異常。

乳糜瀉的病因：

①對小麥、黑麥、大麥、燕麥等含的麵筋過敏。

②遺傳易感性。

③腸子的滲透度增加。

診斷方式是做抽血檢驗麩質抗體（Anti-gliadin Ab）、小腸切片和觀察戒斷麩質後的症狀是否改善。但是血液檢查的自體免疫抗體常是陰性，而且有些人的症狀不嚴重，小腸結構改變也不明顯，所以這個疾病很不容易確診，估計有百分之八十的病人沒有被診斷出來！

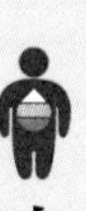

小麥麩質的負面影響

①活化先天性免疫細胞。
②增加自然殺手細胞的細胞毒性。
③使細胞介質的分泌增加。
④肌動蛋白含量降低，緊密連接密合度被破壞。
⑤使調節性T細胞數量減少。
⑥促使非肥胖型老鼠出現糖尿病。

Dr.HO給自體免疫疾病患者的調養建議

①主要治療藥物有類固醇、消炎止痛藥、免疫調節劑、免疫抑制劑等，需要在風濕免疫科醫師密切的監控下謹慎使用。

②正常作息，充足睡眠、適當運動、減少壓力。

③戒菸，抽菸可能會誘發類風濕性關節炎、紅斑性狼瘡、發炎性大腸炎等。

④避免高油脂、高熱量、糖分和鹽分過高的食物。

⑤補充維生素D。有研究發現，體內維生素D較多的人比較不會罹患第一型糖尿病、類風濕性關節炎和多發性硬化症等自體免疫疾病。

⑥避免接觸環境中的有機溶劑。（詳情請見P.236）

⑦採輪替性飲食，不要攝取過多的小麥製品。

⑧增強腸道屏障功能和維持正常菌叢生態。

台灣極其普遍的慢性病——代謝症候群

台灣二十歲以上的成年人中，約有百分之二十的人有代謝症候群，年齡愈高，罹患比例愈高。二〇一七年有研究指出，腸道影響了人體的代謝調節，特別在胰島素抗性與脂肪細胞的發炎反應上。

案例故事

一位五十七年次的張小姐，十幾年前來看診，當時她的主訴是體重過輕、疲倦、睡眠品質不佳、頻尿、頭痛、注意力不集中、脹氣、打嗝、胸悶、眼睛搔癢、流鼻水、皮膚又粗又乾、肌肉痠痛、全身無力。那時的她身高一六〇公分，體重只有四十四公斤，雖然她因為夜尿習慣而無法配合單糖/雙糖小腸滲透力分析檢測，但經詳細問診，我初步的診斷是腸漏症，開始接受腸漏症治療，益生菌和益生元是她最常吃的保養品。

直到三年前，她進入更年期，因為擔心長期吃女性荷爾蒙會導致乳癌等其他後遺症，因此不再補充女性荷爾蒙，但睡眠品質愈來愈差，體重也就愈來愈輕，只剩下四十一公斤。她常常胃不舒服，因此正餐不敢多吃，餐間會覺得飢餓，餓了胃又更痛。所以她包包裡常帶著麵包、餅乾這類精緻澱粉食物，感到飢餓時就吃一口。

她的爸媽、哥哥都是糖尿病患者，二〇一七年的體檢發現，她的空腹血糖是91mg/dl，但糖化血色素達到百分之六・一，屬糖尿病前期。她的BMI指數只有十六，但是腹部超音波居然有脂肪肝，於是我安排她做糞便解連蛋白檢測和麩質抗體檢測，指數果然都顯示異常。

我判斷她之所以在更年期後產生糖尿病前期現象，除了有弱基因外，十幾年前早就有腸漏症的狀況。為了控制她的血糖，不要變成真正的糖尿病患者，我首先請她改變飲食習慣，寧願在吃正餐時吃飽（澱粉的比例降低），不要常把麵包、餅乾當零食吃，並且讓她補充維生素D_3，改善睡眠狀況，經過三個月的努力，她的糖化血色素降到五・七，糞便解連蛋白的數據也正常了！

什麼是代謝症候群？

代謝症候群包含肥胖、脂肪肝、糖尿病、高血壓和高血脂等疾病，在世界上的富裕國家，代謝症候群都是很普遍的慢性病。

台灣二十歲以上的成年人中，約有百分之二十的人有代謝症候群，隨著年齡愈高，罹患比例愈高。二〇一七年時，Aafke W.F.Janssen醫師在整理了醫界近百篇論文後，發表了一篇回顧性論文，發表於J Physiology，告訴世人**腸道影響了人體的代謝調節，特別是在胰島素抗性與脂肪細胞的發炎反應上**。這個知識應該要被大力推廣與強調，因為脂肪肝與糖尿病的後果，也包含動脈粥樣硬化和心腦血管疾病！

這一切要從「腸肝軸」的概念說起，我將以非酒精性脂肪肝炎NASH（non-alcoholic steatohepatitis）為主軸，在後面內容中解析腸漏是如何引起這一連串的代謝失控反應。

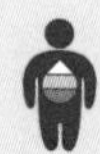

何謂胰島素抗性？

胰島素的作用為促進細胞代謝葡萄糖、降低血漿葡萄糖的濃度。當一個人有胰島素抗性時，在肌肉細胞內會降低葡萄糖吸收，在肝細胞內會降低葡萄糖的儲備，兩者共同導致血糖含量提高。臨床表現包括血脂異常、高血壓、葡萄糖耐受不良或第二型糖尿病、高尿酸血症或痛風、中心型肥胖、雄性素過多症、脂肪肝以及冠狀動脈心臟病發生率上升。

胰島素抗性可藉由檢測週邊胰島素敏感性來定量，但是為了臨床醫師可方便使用來評估胰島素抗性的方法，根據統計分析結果顯示，三酸甘油脂／高密度膽固醇的比例，為胰島素抗性和心血管疾病風險的最佳指標，當比例大於三點五時，代表有胰島素抗性、也是心血管疾病的高危險群。針對胰島素抗性的初步處理是運動、減重、戒菸和避開二手菸。

脂肪肝千萬不能放著不管

各種原因引起的肝細胞內脂肪堆積過多，導致病變，使肝臟產生輕微到中度的腫大，叫做「脂肪肝」。在台灣，這是僅次於病毒性肝炎的第二大

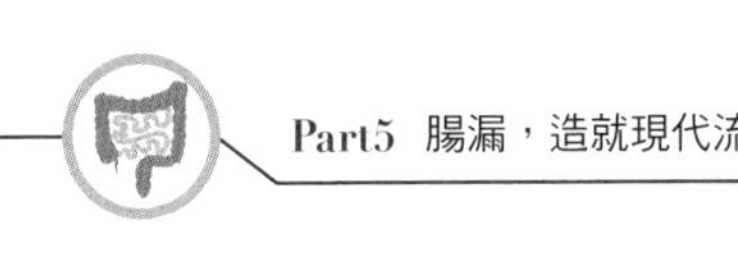

肝病。近二十年來，台灣脂肪肝的發病率節節攀升，肝病防治基金會曾針對九千位上班族做肝臟超音波，發現有百分之四十三的人有脂肪肝，其中男性的罹患率更高達百分之四十九。

百分之二十五的人，終其一生可能會產生「脂肪肝炎」，脂肪肝炎形成後若不積極治療，不太可能會回復單純脂肪肝或正常肝。

以前醫學界認為脂肪肝並不會對肝臟造成太大的傷害及後遺症，但現在**已被公認為這是造成肝硬化的原因之一**。根據統計，非酒精性脂肪肝炎NASH病人中有百分之八十的人有纖維化現象，平均每七年纖維化程度會增加一級，至第四級即已形成肝硬化，其後每年有百分之三～四會罹患肝癌，所以相關的研究愈來愈多。

在病理上，依據脂肪肝的嚴重程度加以劃分，從單純性的脂肪肝（steatosis）與非酒精性發炎反應的脂肪肝（NASH），到纖維化、肝硬化甚至肝癌的發生。其研究主軸在於是什麼原因導致「無害」的脂肪變性，使肝臟走向了發炎反應。脂肪肝的發生原因有很多種，大致的原因羅列於下：

①酒精。

②糖尿病。

③高血脂，特別是三酸甘油脂。

④肥胖。

⑤營養不良。

⑥藥物引起，如類固醇。

◎代謝症候群標準

腰圍	男性的腰圍≧90cm（35吋） 女性腰圍≧80cm（31吋）
血壓	血壓偏高：收縮壓≧130mmHg或舒張壓≧85mmHg，或是服用醫師處方高血壓治療藥物
血糖	空腹血糖值≧100mg/dL，或是服用醫師處方治療糖尿病藥物
三酸甘油酯	≧150mg/dL
高密度脂蛋白膽固醇	男性<40mg/dL 女性<50mg/dL

資料來源：衛生福利部國民健康署「代謝症候群防治工作手冊」（96年版）、「代謝症候群學習手冊」（105年版）。

非酒精性脂肪肝炎的發生原因

非酒精性脂肪肝炎（NASH）已是當今世界上最普遍的慢性疾病之一。因為飲食中攝取了太多**高油脂、高卡路里食物**（高澱粉與高糖分），使腸道菌叢中屬厚壁菌門的細菌變多、擬桿菌門的數量變少，這造成腸道管腔內脂多醣體（lipopolysaccharide）濃度增加。而且，當腸道上皮細胞吸收了食物中高油脂、高熱量的長鏈脂肪酸後，形成了三酸甘油脂與乳糜，會將這些革蘭氏陰性菌細胞壁的脂多醣體由腸腔帶入組織裡[63]。

體內的樹突細胞等免疫細胞會跟脂多醣體連結，變成免疫訊號，傳遞給類鐸受體（TLR4）所接收，進一步釋放細胞介質，形成發炎反應[64][65]。以上機轉可能導致胰島素抗性，並讓脂肪細胞也發炎、增生，所以內臟脂肪就會愈來愈厚，脂肪肝炎也隨之產生。

高油脂、高卡路里食物還會使掌控腸道通透度的蛋白質變少（例如封閉蛋白、黏著小帶等），使腸道上皮細胞的鏈結鬆開，所以腸漏的現象就產生了，這又更加觸發上一段所提到的腸道免疫反應，發炎就如野火燎原般，不可收拾。

細菌的脂多醣體，又稱為內毒素（endotoxin），將進入血流循環中的門脈循環系統，當內毒素的量太多時，會激活肝臟中的巨噬細胞，產生自由基，再加上肝臟中也有類鐸受體，在肝臟內的細胞介質和自由基的共同摧殘下，也就造成了非酒精性脂肪肝炎[66][67][68][69]。

肝與腸，大有關係！

腸道中的菌叢過度增生

門脈循環（portal vein）將腸道血流送回肝臟。肝臟有百分之七十的血液來自門脈，進入肝臟後血液充滿在血竇（sinusoids）裡，所以腸道送來的毒物，包括細菌脂多醣體、細菌代謝物（如酒精、氨、乙醛）都仰賴肝臟處理。

為了應付腸道細菌移位，肝臟內存在著大量的免疫系統，如巨噬細胞

脂多醣體引起發炎反應

脂肪組織

腸道

糖尿病 / 肥胖

健康

糖尿病 / 肥胖

菌叢改變

脂肪小滴變多

Treg

Th1

Th2

Th1

Treg

Th17

Th2

Th1

比例改變

Th17

Treg

上皮細胞　樹突細胞　巨噬細胞

脂肪小滴　脂多醣體

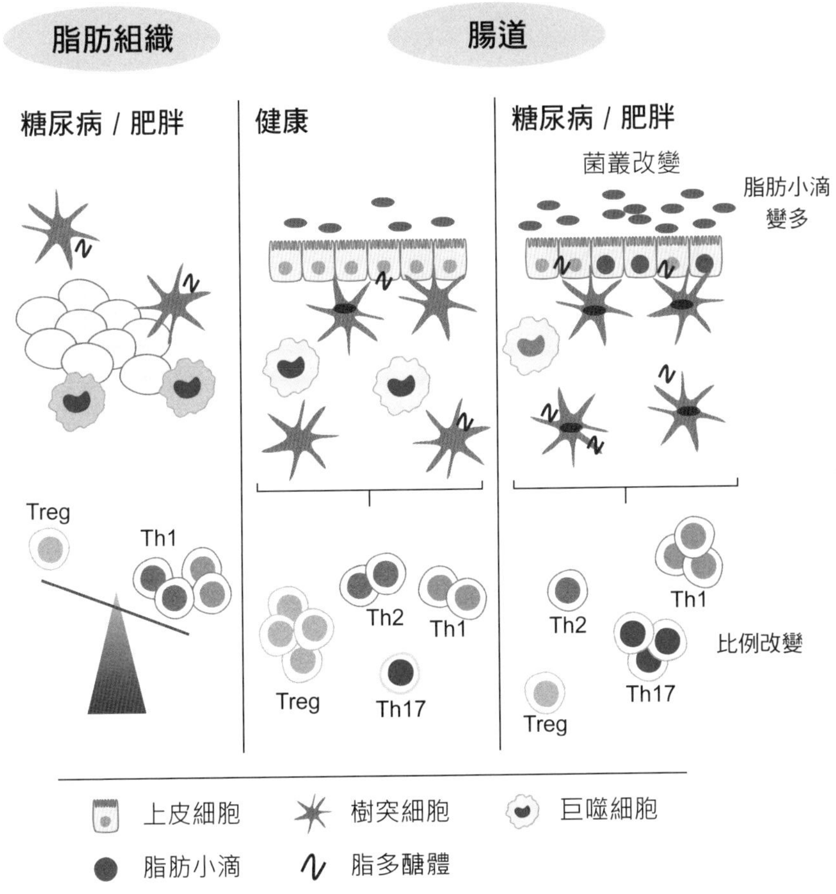

當有糖尿病或肥胖時，脂多醣體引起發炎反應，導致Treg和Th17的比例改變，Treg變少，Th17增加。

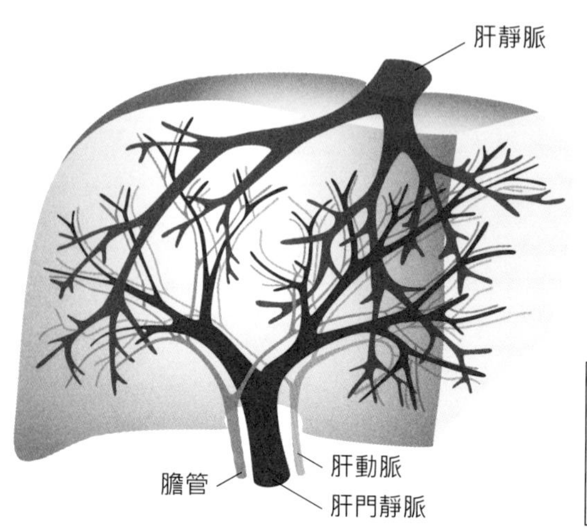

腸道來的血流
充滿在血竇

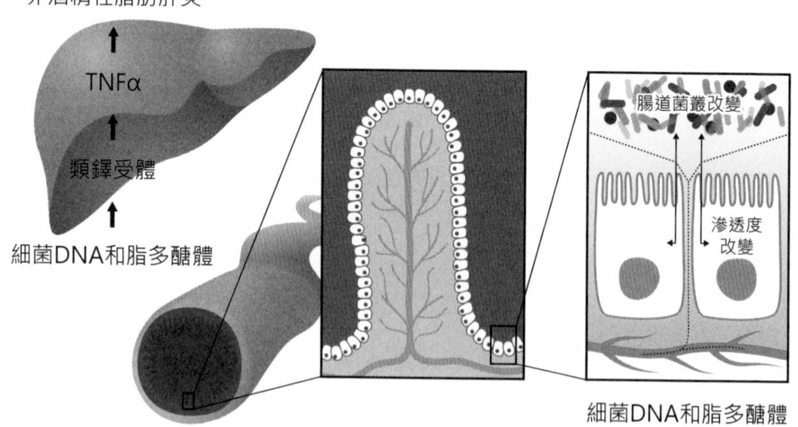

因細菌移位和內毒素血症，激活肝臟中的巨噬細胞，造成了非酒精性脂肪肝炎。

（Kupffer cells）和嗜中性白血球，也有T細胞、B細胞等後天免疫系統的駐軍，隨時監控著腸道送來的血液內容物，看是要耐受還是產生免疫反應。因此，**當腸道中的菌叢過度增生，腸道的滲透度改變（腸漏）時，會產生腸道細菌的移位與發炎反應**。

腸肝軸跨足到了胰臟

在消化過程中，肝臟要分泌膽汁進入腸道，成人每日分泌五百～八百毫升的膽汁，進入腸肝循環。

在前面提到大腸癌的部分（請參見P.143），曾說到膽酸的功能，它可以乳化脂肪（當吃進的脂肪食物愈多，身體就要分泌更多膽酸），幫助脂肪的分解與吸收，並促進脂溶性維生素A、D、E、K的吸收，但膽汁的功能並不只和脂肪有關，甚至和醣類的代謝也息息相關。因此這個腸肝軸甚至跨足到了胰臟的領域去，與第二型糖尿病的形成大有關係（請參見P.191）！

腸漏症，非酒精性脂肪肝炎的推手

根據西元二〇〇一年的澳洲研究顯示，非酒精性脂肪肝炎的患者經抽血後，發現他們體內發炎指數（內毒素血症，endotoxemia）較正常人為高，但加做單糖/雙糖的小腸滲透力分析時，顯示病人的腸子沒有異常。

到了二〇〇八年，英國一篇研究同樣探討「非酒精性脂肪肝炎」，但檢測方式改為採用 ^{51}Cr-EDTA這種試劑做小腸滲透力分析[70]（因為有放射性，所以此檢測方式只用於學術研究），這種檢驗試劑不受腸道對糖分吸收的生理影響，所以檢測結果是「非酒精性脂肪肝炎患者合併有腸漏症」。

二〇一一年，德國的一位研究者先讓小鼠發生腸炎，再餵小鼠吃高油脂食物，發現小老鼠的肝臟嚴重發炎，甚至產生了纖維化的病理表現。高油脂食物會讓腸道菌革蘭氏陰性菌比革蘭氏陽性菌的比值上升，造成內毒素血症更嚴重，所以就「肝腸寸斷」了[71][72]。

脂肪肝的診斷

脂肪肝患者並無自覺症狀，由於患者的轉氨酶有持續或是反覆的升高（但通常小於五倍），又有輕微的肝臟腫大，有些人會覺得右上腹部有點兒不舒服，有點疲倦或食慾不振，很容易誤診為病毒性肝炎，所以必須做鑑別診斷。

確診有賴於肝的穿刺檢查。正常人的肝內總脂肪約佔肝重量的百分之五，當脂肪量超過百分之五，就是輕度脂肪肝。百分之十為中度脂肪肝，超過百分之二十五為重度脂肪肝。

但肝穿刺是侵襲性檢查，所以臨床上主要是用腹部超音波和電腦斷層來診斷脂肪肝，腹部超音波有經濟、迅速、無輻射線等優點，所以，**定期做腹部超音波是最佳的篩檢方法**。

少量多餐，不利健康

曾有研究顯示，同樣是一天攝取兩千大卡熱量的食物，分成三餐吃和分成五、六餐吃，後者的吃法較容易堆積脂肪而形成脂肪肝。從本文的案例中就可知道，正常三餐的飲食方式，絕對是吃得飽又吃的好。

另外，就正常情況下，胃和上段小腸只含少量細菌，這是因為胃酸和小腸的推進運動（migrating motor complex ,MMC）能抑制和清除細菌，任何原因導致胃酸過低或引起腸道運動減慢，均可導致小腸細菌過度增長（SIBO）而引發營養素吸收不良和膽鹽代謝異常。臨床上會出現腹瀉、脂肪瀉、貧血（因維生素B_{12}缺乏）和營養不良、體重減輕等症狀。

SIBO小腸細菌過度增生可能致病病因如下：

1. 胃酸不足。
2. 氫離子幫浦抑制劑（PPI）和麻醉藥物的使用。
3. 胃切除手術。
4. 老年人（大於七十五歲）。
5. 膽汁和消化酵素不足。
6. 小腸運動障礙，如硬皮症、糖尿病等。

而小腸推進運動像是腸道的清道夫，在兩餐之間平均每一點五～二小時運動一次，可將未消化的殘渣和細菌清除，有效預防小腸細菌增生。而兩餐的間隔最好在四小時以上，以保有兩個完整的推進運動！所以，不管是為了預防脂肪肝與胰島素抗性發生，或是為了使腸道更健康，避免小腸雜菌過度增生，我們都應該採取正常三餐的飲食方式。

脂肪肝是可逆的病變！

有研究發現，在比菲德氏菌當中有某個菌株，若給它足夠的益生元，如纖維質等，讓它好好繁殖，可以降低腸道內毒素的產生，讓解連蛋白、封閉蛋白、黏著小帶等蛋白質的鍵結力復甦，修補腸漏。可能的原因是這種益生菌可以讓絨毛長度變長、腸道腺窩（crypt）深度增加，使迴腸、大腸處的黏液層變厚，緊密連接因此變得更緻密，這時腸道菌就不會移位，也不會引發後續的發炎反應，於是脂肪肝的病況就可以得到緩解[73][74]。

但是腸漏症只是脂肪肝的病因之一，補充益生菌雖然有用，但依舊必須搭配減重、飲食與生活、運動習慣的改變，才能真正的消除多餘脂肪，找回健康。脂肪肝絕對是一個可逆的病變！

Dr. HO給脂肪肝患者的調養建議

我給脂肪肝患者的建議如下：

①減少飲食中油脂、高熱量食物的比例，攝取優良蛋白質。例如：地中海飲食。何謂地中海飲食？一九九〇年代哈佛大學公共衛生學院的沃爾特・威利特博士（Dr. Ivaeter Wille H）發表的版本，是目前最廣為人知的地中海飲食。強調食用大量的蔬菜水果為每天的點心，橄欖油、乳製品為主要脂肪來源，適量魚、蛋（一週不超過四個）及家禽類，少量紅肉及紅酒。

②多攝取纖維質（益生元）、補充益生菌。

③養成運動的習慣、增加肌肉量，每週超過一百五十分鐘的運動。

④減重，體重要降低百分之七～十。

⑤戒酒。

⑥不亂服藥物，因為藥物大都要經過肝臟代謝。

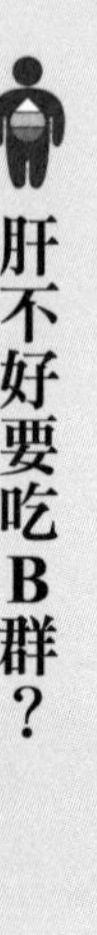

肝不好要吃B群？

有些人健檢報告呈現「肝功能異常」，但並沒有罹患病毒性肝炎，於是就說要去買保肝藥、吃維生素B群。

維生素B群的功用像是身體所有生化反應中的小螺絲釘，如果是肝硬化、病毒性肝炎患者，的確需要補充B群，幫助肝臟的剩餘細胞來做解毒生化反應的營養補充品。但脂肪肝並非肝的細胞無法解毒，而是脂肪的堆積使肝細胞被撐破而顯示轉氨酶升高，所以，這時首先要補充的應該是「益生菌」來幫助修補腸漏，而不是B群或成分不明的「保肝藥」！

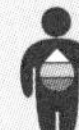

糖尿病與腸漏的關聯大

糖尿病分第一型與第二型，第一型糖尿病已被公認為是一種自體免疫疾病，而且與腸漏症（解連蛋白濃度變高）有直接關聯。因為自身免疫系統的T細胞攻擊，而傷到了胰臟的貝他細胞（β cell），導致胰島素的分泌減少甚至不再分泌，這也是為何此型患者發病的年齡通常偏低。

第二型糖尿病的主因跟非酒精性脂肪肝一樣，是飲食習慣、肥胖問題等導致細胞介質的過度釋放，使胰島素產生了抗性，所以發病的年齡通常是中年以後。

另外，肝臟分泌膽汁中的膽酸，是藉由兩種細胞受器調控醣類代謝，其中一種是G蛋白偶連受體（GPCR）家族中的TGR5，這個受體接收到的訊號來自次級膽酸，收到訊號後刺激腸道的內分泌細胞，釋放出GLP-1（Glucagon-like peptide-1），以提升肝臟與胰臟的功能。TGR5這個受體也存在肌肉組織、棕色脂肪組織，如此可以將能量充分利用，抑制肥胖，避免發生第二型糖尿病。

次級膽酸就是腸道菌與初級膽酸的共同產物，所以，腸肝軸裡面的腸道菌絕對在第二型糖尿病的防治工作上具有舉足輕重的角色[75][76]。

另外，不管是哪一型的糖尿病，都會引起自主神經病變，影響病人的上消化道至下消化道，讓腸漏的問題更加雪上加霜。

①食道蠕動不佳，食道與胃中間的括約肌張力變差。

②有百分之五～十二的患者有胃輕癱（gastroparesis）問題。

③小腸蠕動異常，容易便祕或腹瀉。食物積在小腸，就容易產生「小腸細菌過度增生」，而導致腸漏。

所以，腸漏會誘發第二型糖尿病，糖尿病又會使腸漏的問題更加惡化（不分第一、第二型），形成惡性循環，身體的免疫機能被進一步的破壞，「腹內燒」更嚴重。

由上述可見，雖然導致第一型和第二型糖尿病發炎的機轉不同，但兩者都有「慢性發炎」的問題，且與腸道的屏障息息相關，所以治療上都要從強化腸道的屏障做起，才是正本清源之道。

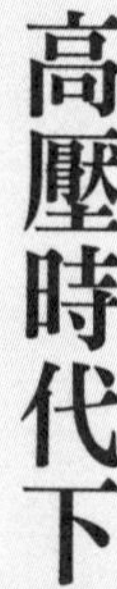

高壓時代下的現代病——神經系統疾病

壓力不僅改變了細菌型態，還會改變腸道的蠕動，導致便祕等症狀，短期壓力或許對人是好的，但長期壓力可能導致腸漏更加嚴重。

案例故事

我曾遇過一個病人，他本來就有失眠問題，長期服用安眠藥，因痔瘡開刀，傷口久未癒合，服用抗生素後導致了腸漏，而引發腹瀉型的大腸激躁症。長時間腹瀉，導致他體重掉了七、八公斤，到處求醫仍不見改善，心灰意冷幾乎得了憂鬱症。

他來找我做治療時身心狀況很不好，所以我並沒有建議做任何曠日廢時的檢查，以證明他有腸漏症，而是根據他口述的症狀來做診斷，先補充營養品重建他的腸黏膜，以改善健康與生活品質為第一要務。

在進入神經系統疾病的探討之前，要先說明壓力對人體的影響。**壓力通常主要會作用於人體的三大部位**，一**是皮膚**、二**是呼吸道**，三**是腸胃道**。

加拿大心理學家漢斯・塞利（Hans Selye）是定義壓力的始祖，他認為壓力是「急性地、可干擾器官平衡的威嚇事件，會影響生理與心理，可能外表上看得出來，也可能被壓抑而沒有顯現；當有壓力產生時，人體需要有適當的反應，以應付壓力。」。

當壓力來臨時，會影響人體的兩大系統，首先會影響大腦內的下視丘，釋放親皮質釋放因子（corticotropin releasing factor, CRF），進而刺激腦下垂體，這就是下視丘—腦下垂體—腎上腺軸（Hypothalamic-Pituitary-Adrenal Axis，HPA軸）的神經內分泌系統，另外一個是自主神經系統（包括交感、副交感神經），其控制中心也位於下視丘以及腦幹。

壓力vs.內分泌系統

當有壓力來時，下視丘釋放親皮質釋放因子，再刺激腦下垂體釋放促腎上腺皮質激素（adrenocorticotropic hormone, ACTH），而促腎上腺皮質激素會再下指令給腎上腺，分泌皮質醇、腎上腺素和正腎上腺素，來應付所碰到的壓力[77]。

壓力促使正腎上腺素分泌，這種激素也會存在於神經節裡，直接影響腸道；當它分泌過多時，腸道上會出現正腎上腺素的受體，刺激某些也有這種受體的細菌增生，這時腸道的菌叢比例、菌種就改變了[78]。

另外，正腎上腺素會增加細菌的黏著度，使之吸附在腸道黏膜上，這時細菌就有可能穿透上皮細胞，引起黏膜固有層的發炎反應，代表細菌的毒性也隨之增強了[79]。

壓力不僅改變了細菌型態，正腎上腺素和腎上腺素還會影響鈉離子與水分從腸腔進入循環的主動吸收），改變腸道的蠕動，導致便祕等症狀，也會降低血流，使器官的氧量不足，影響黏膜的修復能力，在豬的動物實驗發現腎上腺素會讓腸道上皮細胞淋巴球的數量減少，使免疫力更差，更容易遭受感染。

壓力導致腸道屏障功能改變

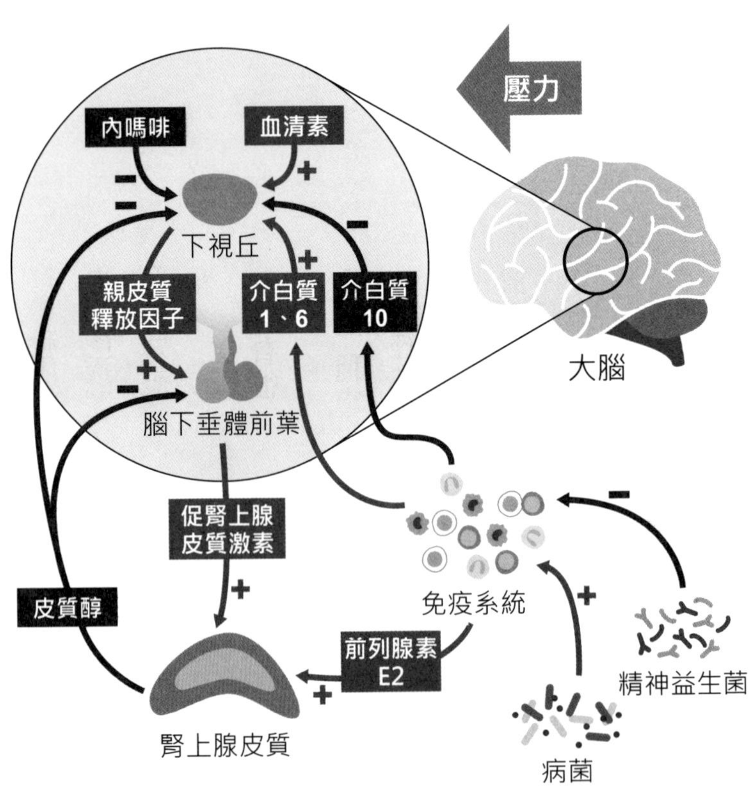

當壓力來臨時，經由HPA軸，導致病菌毒性增強，而病菌的脂多醣體更導致體內產生發炎反應，其發炎介質又會影響HPA軸，成了一個惡性循環。

而位於腸道中黏膜固有層裡的肥大細胞（mast cell，屬免疫系統）會直接受親皮質釋放因子的影響，將內部的顆粒釋放，這些肥大細胞產物會引起身體的發炎反應，所以腸道的滲透度增加，也會使腸道肌肉的敏感度增加，感覺腸子不正常的蠕動，於是產生腹痛的症狀[80]。

肥大細胞和免疫抵抗力反應有很大關係

肥大細胞（mast cell）是一種來自骨髓幹細胞，含有顆粒的血球。免疫球蛋白（IgE）、細胞介質、神經胜肽鍊（如正腎上腺素）和病菌都可以活化它，並釋放它的顆粒產物。

它會產生組織胺、血清素、親皮質釋放因子、肝素、細胞激素、自由基、類花生酸、溶酶體酶和蛋白酶等產物，其中大家最耳熟能詳的是組織胺（histamine），它能擴張微血管、增加血管管壁的滲透度，導致紅、腫、熱，並會刺激神經末梢，導致痛和癢，在皮膚上引起風疹反應（也就是引起TypeI的急性過敏反應）。（請參照P.250）

肥大細胞和免疫抵抗力反應有很大的關係，曾有研究指出，若老鼠沒有肥大細胞，比較容易遭受各種感染的摧殘。

除了免疫反應，肥大細胞存在人類的大腦，特別是位在大腦的屏障系統（blood brain berrier，BBB血腦屏障）上，包括腦下垂體、松果體、視丘、下視丘等地方，和神經內分泌有著密不可分的關係。正因為它存在身體的不同地方，更愛站在身體最前線的邊界上當衛兵（如皮膚、鼻子、肺臟、口腔、腸道，甚至眼睛的結膜），所以在腸腦軸這條軸線上，肥大細胞絕對占著舉足輕重的角色[81][82]！

大腦會記憶你的疾病

肥大細胞與神經傳導之間的迴路傳入大腦後，就進入大腦的記憶庫，這會形成一種發病模式。以大腸激躁症為例，長期壓力和情緒會改變肥大細胞的反應性與神經細胞的敏感性，而這些改變又會內感受性地（Interoceptive）回饋給大腦，進而產生了「內感受性」的記憶！就算現在沒有任何內感受性的神經刺激送達大腦，當出現焦慮不安和壓力時，大腦會回憶起這個不好的經驗，再度感到疼痛不適，這也是許多找不到原因的慢性疼痛機轉。

壓力vs.神經系統

自主神經系統（ANS）會影響特定的器官（如胃、乙狀結腸）或細胞（如平滑肌細胞、肥大細胞等），而產生意識無法控制的生理反應。這影響又分為急性、暫時的改變或慢性、持續的影響。

急性	影響蠕動、分泌、血流和免疫活動。
慢性	產生了周邊器官特殊細胞的神經可塑性的改變（neuroplastic changes）。

自主神經系統到了消化道，就是「腸神經系統」（ENS）。因為腸神經系統接受中樞神經調節較少，時常被歸類為一個獨立系統。

腸神經系統是「第二大腦」？

既然如此，為何腸神經系統會被稱為「第二大腦」或「腹腦」呢？這要從人類的胚胎發育說起，在胚胎神經系統形成的最早階段，腸和腦兩者是源自神經脊（neural crest）同一組織，留在胚胎頭端的神經管形成中央神經系統（大腦），而從胚胎頭側往尾側遊走轉變為獨立的腸道神經系統（腹腦），分布於腸道肌肉層間和黏膜下層。

兩個神經系統分別發育成熟，最後才由迷走神經建立聯繫，而現在的研究發現，**腸道和大腦之間有一條雙向通道，稱之為腸腦軸，也可稱為腦腸軸，但目前較強調由下而上的影響，原因是出在腸道中的共生菌群也扮演著非常重要的角色**。

除此之外，腸道上皮細胞中有一種稱為神經內分泌細胞，叫做腸嗜鉻細胞（enterochromaffin cells,EC cells），它的形狀呈現三角形。因為腸道神經不論是輸入神經或是輸出神經，都沒有伸入管腔，腸嗜鉻細胞就像是豎立了天線的偵測器，會受管腔裡的一些刺激物，如化學物質刺激（腸道內容物濃

腸嗜鉻細胞受刺激而釋放血清素

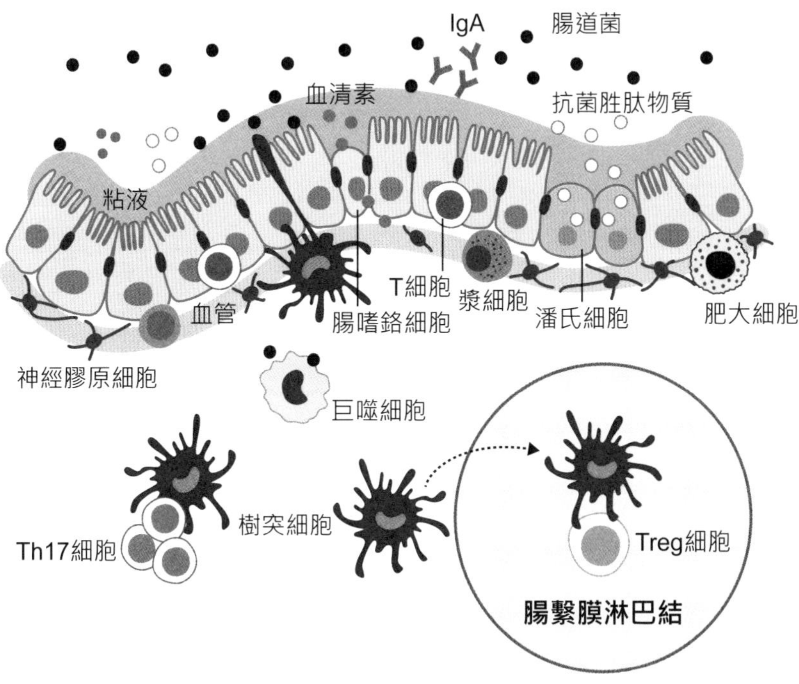

腸嗜鉻細胞像豎立了天線的偵測器，會受管腔裡的一些刺激物，如化學物質刺激、神經刺激（副交感神經）和機械性的反應，釋放血清素。人體中百分之九十的血清素位於黏膜腸嗜鉻細胞和肌間神經叢，由此可知，血清素對周邊的影響是不容小覷的。

度的不同）、神經刺激（副交感神經）和機械性的反應（管腔膨脹），釋放血清素。

在感染後的大腸激躁症患者的直腸切片發現，腸嗜銘細胞的數量增加，所以，腸嗜銘細胞的數量會因為食物與生理狀態而改變。

血清素在大腦中的含量只有百分之二，雖然醫界是由中樞神經系統了解血清素的角色，但是**人體中百分之九十的血清素位於黏膜腸嗜銘細胞和肌間神經叢**，才知道血清素對周邊的影響也是不容小覷的。而**血清素跟腸道蠕動、黏液分泌及內臟的敏感度相關，可抑制憂鬱與焦慮，所以說腸道是人的第二個腦，一點也不誇張**[84]**！**

「腦漏」，引發腦部發炎反應！

大腦屏障系統跟腸道屏障系統的分子結構非常相近，大腦屏障系統也有閉合蛋白家族（claudin family），所以腦腸間互有關連，當一個人有腸漏症時，肥大細胞的發炎訊號也會傳到腦部去，使大腦屏障系統的閉合蛋白家族受到影響，於是合併了「腦漏」的症狀，引發腦部的發炎反應。

如果發炎反應太嚴重也可能誘發腦部發生自體免疫疾病，如：多發性硬化症、自體免疫性腦炎等。因此腸躁症之類的功能性腸胃疾病不能小覷，腸漏也可能會誘發更嚴重的自體免疫疾病。

這發生在大腦與腸道之間的連結與交互作用，屬消化道和中樞神經系統之間的生物化學信號，稱之為「腸腦軸」（gut-brain axis）。腸腦軸包含以下：

①中樞神經與內分泌系統。
②免疫系統（包括腸道黏膜）。
③自主神經系統中的交感神經、副交感神經、腸神經系統。
④腸道中的微生物群（microbiota）[85]。

腸腦軸的問題牽連甚廣，包含食慾、情緒、睡眠、免疫系統等都涵蓋在內，而且這些症狀環環相扣，交互影響，例如人有可能因為肚子不舒服而失眠，又因為失眠而讓肚子更不舒服，所以就「愁腸寸斷」了[86][87]。

運用益生菌治療精神病

按照腸腦軸的概念，腸漏會引發「腦漏」，因此愈來愈多的研究顯示，許多精神疾病的治療若能搭配修補腸漏，具有輔助治療的效果。

目前抗憂鬱藥的主要目的是提升體內的血清素和正腎上腺素，根據已斷奶小老鼠的實驗，治療與母鼠分離的小鼠，給予益生菌可以強化牠的抗壓性與免疫反應，而且腦幹中的正腎上腺素濃度也提升了。

所以現今益生菌中某些菌株的研究，朝向「精神益生菌」（psychobiotics）發展，也是因為**醫界研究大腸激躁症這個病症，發現有不少病人伴隨憂鬱和不安，才有了益生菌治療精神疾患的新方向**，對不同精神疾病的患者，如妥瑞氏症、自閉症、憂鬱症甚至是思覺失調症（過往稱做精神分裂症）患者來說，都是另闢蹊徑的嘗試[88]。

另外，適當的益生菌能降低發炎反應，就不會有許多干擾神經的物質出現，器官就不會那麼敏感而容易「發神經」。

目前科學家正在研究，透過益生菌在體內作用，產生所需要的神經傳導物質，將可以避免直接使用精神科藥物介入，導致的激素失衡的副作用。

益生菌好夯，治療效果好嗎？

臨床上，這種治療法有效嗎？就我的經驗，得從以下幾個條件來看：

1 病情的輕重

病情輕重會影響療程與療效。我的治療步驟通常是先把病人腸道裡的害菌除掉，再補上益菌，將他不正常的腸道生態修正，當中有部分患者的症狀的確有減輕。

很多的研究顯示，思覺失調症跟腸漏是有關的，所以，我幫一位罹患思覺失調症的少女調養腸道，的確讓她進步到不會再毆打家人。但請注意，她依然是一位思覺失調症患者，只是症狀有因改善腸漏而緩解。

2 益生菌的菌株是否正確

益生菌不是吃進去就可以種在身體裡，這要看宿主本身的腸道環境，也要看補充的菌株是否正確，菌種是活菌還是死菌，劑量是否足夠，以及這些益菌是怎麼運送進身體的，膠囊與粉劑、錠劑形式都會影響它的療效

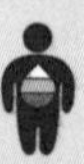

嬰兒期壓力會影響終身

曾有研究做小鼠的分離測試，將出生未斷奶的無菌小鼠與母鼠分開，只短短三天，小鼠就呈現焦慮的反應，這時餵給小鼠益生菌，仍舊無法恢復其大腦中的海馬迴，代表腦傷已經永久存在。所以一個人的情緒問題，可能自嬰兒期就開始了，早期的傷痛對一個人會產生永久性的影響，這不僅在精神層面，在生理層面也會留下無法抹滅的印記。

所以，就腸道菌的駐紮與腦神經的發展，一歲以下的嬰兒就是所謂的「黃金期」。要注意的是食物的影響遠大於抗生素的干擾（食物的選擇請見P.226「腸道重建計畫最重要的一步——1R排除」），需要家長謹慎、正確地照顧，這將奠定孩子一輩子的健康基礎。[89]

菌腸腦軸

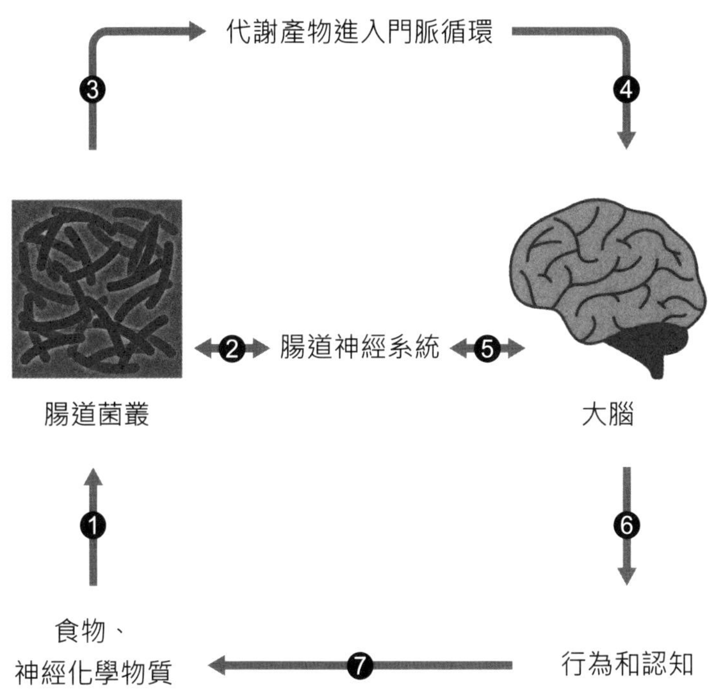

①食物提供宿主和腸道菌產生功能性神經物質。

②～④腸道菌產生的神經物質可以直接影響腸道神經系統，或由門脈循環影響大腦。

⑤腸道神經系統和大腦之間也有雙向溝通。

⑥～⑦大腦導致行為和認知的改變，進而影響食慾和對食物的喜好。

3 腸、肝、腦都需治療

不是光把腸子調理好就結束了，修復腸道可使毒不進肝，再來要幫助肝臟解毒、排毒，讓肝不會持續產生大量自由基去傷腦。而腦的修復有其黃金期，若過了這個黃金期，要治療腦傷就得借助「氧氣」（腸道絨毛也需要氧氣），然而這就是更進階的治療了[90]。

過度壓力對消化道的危害

西元一八三八年，威廉・博蒙特（William Beaumont）醫師幫受傷的士兵治療，士兵的胃有廔管，讓他發現當士兵生氣或恐懼時，胃酸就會增加，可見胃的分泌會受到自主神經影響。

醫界持續研究，十九世紀就已經發現腸道神經系統（ENS），這時開始有腸腦軸的概念，後來又發現了腸道菌，腸道菌會受到內分泌細胞、免疫細胞和神經的影響，於是又更進一步地發展出「菌腸腦軸」[91]。

研究發現，益生菌會降低人體內臟的敏感度，甚至發現有一種大腸桿菌可以降低胃酸的分泌。另外，下視丘所釋放的親皮質釋放因子會影響腸道的發炎反應，使腸子的滲透度改變，可能導致腸蠕動加快，使腸子更為敏感。綜合來說，壓力對腸道會產生以下六大影響：

長期壓力使腸漏症更嚴重

副腎上腺皮質激素就是所謂的類固醇，會因為壓力

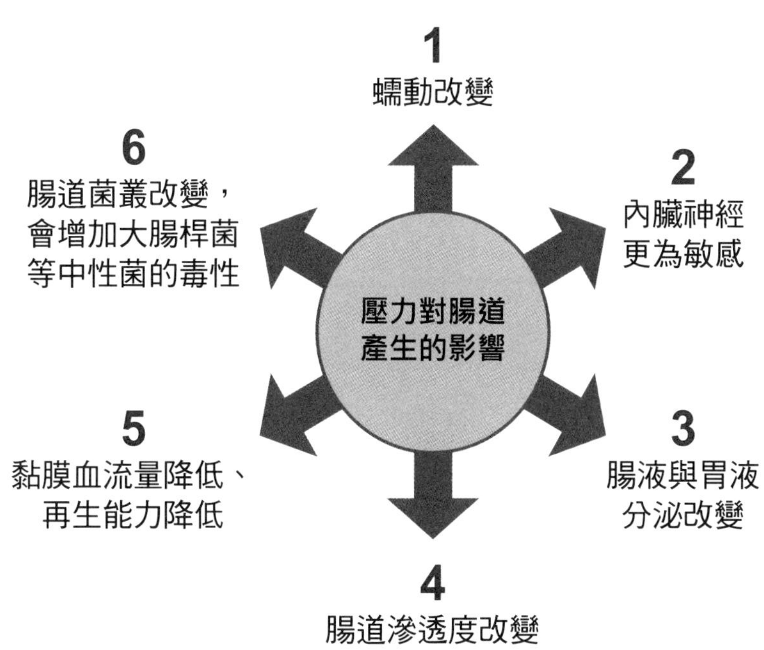

而釋放。根據小老鼠的實驗，如果這是短期壓力事件，對腸道是有益的，類固醇會抑制肌凝蛋白（myosin）的酵素，使之不動，腸道屏障就不會被進一步拉開，所以可修復黏膜。

但**當壓力變成長期狀態時，就產生了另一種機轉——黏著小帶（zo1）會釋放，讓緊密連接被打開，腸道屏蔽因此產生了縫隙，使腸漏症更嚴重**。研究發現，腸道發炎會使小鼠呈現焦慮反應，小鼠的腦部核磁共振也顯示，牠們的腦部有些區塊也受到影響了。

當一個人有長於三個月的慢性壓力，去做腦部的核磁共振時，會發現腦部中與腸道痛感相關的反應區塊，具「不可逆」的異常，在在的告訴我們腸漏與腦漏的關係。

壓力導致消化道的疾病

在臨床上，壓力會產生以下疾病：

①胃食道逆流症：壓力抑制了食道下端的括約肌，並且增加了對酸的敏感度。

②**消化性潰瘍：**除了幽門螺旋桿菌和非類固醇抗發炎藥物會導致潰瘍外，經由某些機轉，壓力也會造成潰瘍的發生。而壓力造成潰瘍的可能原因：

- 胃酸分泌。
- 降低（HCO_3^-）碳酸氫根分泌。
- 減少黏膜血流。
- 減少受傷黏膜的再生與修復。
- 改變胃的蠕動。

③**功能性腸胃疾病。**

④**發炎性腸道疾病。**

⑤**食物過敏。**

腸胃鬧脾氣，壓力是元凶

功能性腸胃疾病是指一群會反覆發作，卻無法以解剖、結構性病變和生化檢查異常來解釋的胃腸症。二〇一六年第四次羅馬會議，將功能性腸胃疾病改稱為Disorders of Gut Brain Interaction，也同時提到了腸道菌、食物和營養學等對功能性腸胃疾病的重要性，並提醒醫界必須同時注意這些腸胃症狀與下列五點的關聯性：

①蠕動異常。

②內臟敏感度過高。

③黏膜和免疫功能改變。

④腸道菌叢改變。

⑤中樞神經系統處理能力的改變。

功能性腸胃疾病區分為六大類

依據解剖位置，功能性腸胃疾病可區分為下列六大類：

①功能性食道疾病。

②功能性胃、十二指腸疾病。

③功能性腸子疾病。

④功能性腹痛症候群。
⑤功能性膽束和括約肌疾病。
⑥功能性肛門直腸疾病。

依照症狀位置分為「上、下」

依照症狀位置，功能性腸胃疾病大致可以分為「上」跟「下」：上——喉嚨有異物感、胸悶、胃食道逆流。下——大腸激躁症。這類患者的症狀可能複合式地存在，例如：有些人有胃食道逆流，又合併大腸激躁症，有人焦慮不安，同時又有頻尿（間質性膀胱炎）症狀，但仍會以一個最主要而明顯的症狀（可能是腹瀉、便祕，或是頻尿等）來呈現。

一般來說，功能性腸胃疾病好發在女性身上，尤其是人生早期有不快樂經驗者。雖然病因不是器官真的出現障礙，但對生活品質的影響不容小覷，常會造成更大的困擾，例如常腹瀉會使人無法正常上班上課，常頻尿導致無法出遠門。雖然這些疾病是功能性的問題，可是近年來隨著腸道菌叢、免疫學和神經內分泌學的進步，認識也就逐步增加，治療上也有長足的進展。

什麼是大腸激躁症？

在功能性腸胃疾病中，最常見的一種就是大腸激躁症（IBS），大腸激躁症（IBS）的定義如下：當患者並沒有結構上的病灶，最近三個月至少每週一天出現反覆的肚子痛，並伴隨下列二或更多個條件：

①和排便有關。
②排便次數有改變。
③大便的外觀有改變。

在歐美國家其盛行率約是百分之十～十五，更是職場病假中僅次於感冒的一種病症。

在台灣，發生率是百分之十～二十，腸胃科門診中，約有四分之一～二分之一的病人是大腸激躁症患者，國內每年在「消化不良」這一大類的健保花費高達九十億元，可見此項疾病所費不貲！

不管是在一九九二年的第二次羅馬會議，還是二〇一六年的第四次羅馬會議中，定義大腸激躁症的主要症狀是**慢性腹痛和排便習慣改變**，腹痛可發生在任何位置，在排氣或排便後會改善。

診斷上第一要務是先問病人是否有體重減輕，再問病人是否有腸胃炎的病史，如果有下列症狀時，一定要立刻警覺和大腸癌的鑑別診斷：

①非故意減重而體重減少。
②半夜也起床腹瀉。
③血便。
④貧血。
⑤年齡大於五十歲才出現症狀。

雖然大腸激躁症患者的年齡通常是二十～四十歲，但是現在大腸癌患者發病年齡有逐漸降低的趨勢，根據衛福部國健署二〇一五年統計，大腸癌每年新增超過一萬五千名病例，以往觀念認為大腸癌患者多是五、六十歲的民眾，但近十年來，好發年齡已降至四十歲到四十九歲。所以，**大腸鏡檢查或大腸攝影對醫師的鑑別診斷就有很大的幫助，千萬不可忽視這致命的疾病**。

大腸激躁症如何被引發？

研究顯示，罹患腸胃炎的病患中，約有百分之十的患者會轉為大腸激躁症，這些患者通常是女性，感染腸胃炎的時間較久，而且在感染時可能承受了壓力，亦或者他們本來就有憂鬱症、長期失眠等精神方面的困擾，因此而發病。所以，醫界把這個疾病歸類到了精神層面，認為是心理因素導致感覺神經與運動神經的功能異常。

近年來，隨著醫界對黏膜免疫學和腸道菌叢的了解更多，雖然大腸激躁症患者的內視鏡檢查狀似正常，但在上皮細胞切片的組織學上，即使沒有白血球浸潤，但是有一大部分的病人腸道黏膜的T淋巴球和肥大細胞數目增加，同時，細胞激素、組織胺、蛋白酶等濃度增高，其中的蛋白酶會破壞上皮細胞的緊密連接，使滲透度增加，而滲透度改變會使腸腔內的抗原（如食物、細菌）進入黏膜固有層，使神經末梢與肌肉細胞受到了干擾[93][94][95]！

二〇〇六年，美國腸胃學期刊中登錄普醫師（Dr.Dunlop）的研究論文，指出有些腹瀉型腸躁症患者雖然並未發生過腸道感染，但小腸前段的滲透度

大腸激躁症

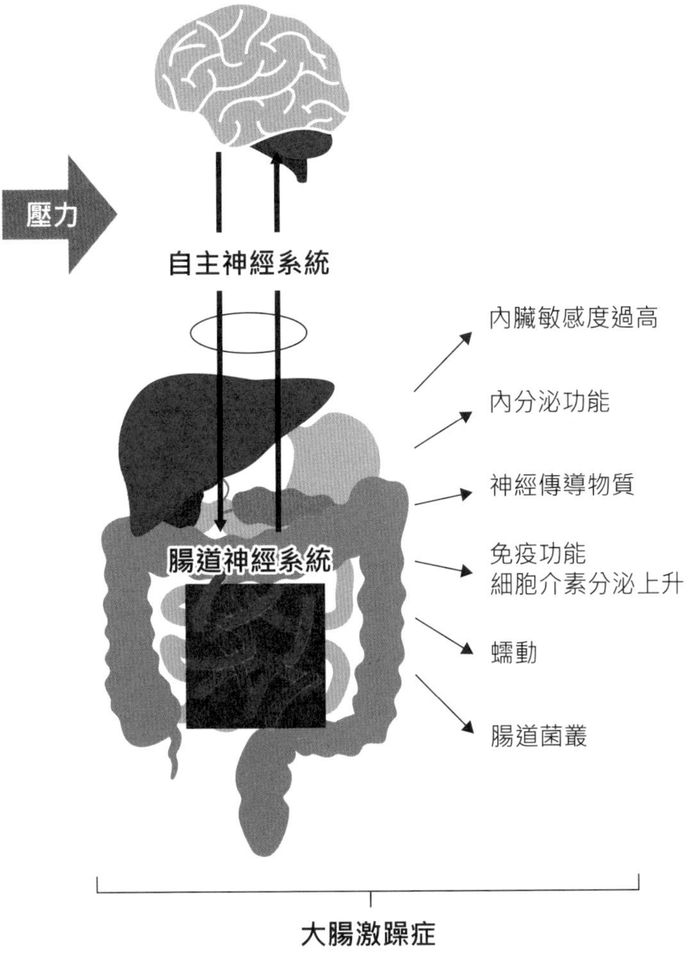

壓力

自主神經系統

內臟敏感度過高

內分泌功能

神經傳導物質

免疫功能
細胞介素分泌上升

蠕動

腸道菌叢

腸道神經系統

大腸激躁症

是增加的。這代表感染只是腸躁症的機轉之一，很有可能的是，感染只是讓患者長久以來腸子滲透度異常的問題凸顯、浮出了檯面，而且以前的研究都只強調迴腸末端和大腸，而忽略了腸道的整體性。

所以綜合來說，**大腸激躁症跟腸道滲透度、腦部、週邊神經、體內的輕微發炎有關**。當某人具有弱基因（家族中有腸躁症的患者），而且恰好遇到感染、使用了抗生素、或是承受了慢性壓力，就有可能誘發腸躁症。

另外要注意的是，這類病人同時被發現有過敏體質，常伴隨著慢性濕疹、氣喘和花粉熱等這類系統性免疫疾病。

半數的腸躁症患者合併有腸漏症

根據排便習慣，大腸激躁症可分為「腹瀉型」、「便祕型」與「輪替型」三大類。

不管是腹瀉型、便祕型、輪替型，這三大類的腸躁症都可能跟腸道中黏著小帶（zo1）的濃度改變有關，這時腸子的滲透度也跟著變了，用小腸滲透力分析（單糖/雙糖）的方式來檢驗，會發現有百分之十二～五十的異常比例，而腹瀉型的腸躁症與腸漏的關聯性更高；合併有感染症狀的患者，異常比例也是最高。

簡單來說，**約有半數的腸躁症患者合併有腸漏症**但是反推回來，不是所有的腸漏症患者都會產生大腸激躁症，會扣下罹病板機的因子還包括基因、壓力、環境、感染、嬰兒期創傷等，需要許多條件的配合才會產生疾病。

症狀的重疊性

但不管是什麼型，大腸激躁症患者通常會出現失眠、緊張、頭痛、疲勞、非心因性胸痛、心口灼熱、吞嚥困難等合併症狀，甚至會有疼痛膀胱症後群、間質性膀胱炎、顳顎關節症候群等。情形時好時壞，通常在情緒差、壓力大時，症狀就會惡化，而身體病痛又會影響心情，如此惡性循環使患者身心俱疲。

Dr.HO給大腸激躁症患者的調養建議

治療上，醫師要與病患建立良好的醫病關係。根據病人最主要的症狀，例如腹瀉或便祕，目前健保給付的藥物是抗痙攣劑、止瀉劑、安神劑、肌肉鬆弛劑、高纖劑、軟便劑與通便劑，這可以解燃眉之急，但卻沒有真正解決病因。我給腸躁症患者的建議如下：

①飲食中須避免奶製品。

②避免太多的糖分攝取（蔗糖、山梨醇容易讓腸道發酵、脹氣）。

③含咖啡因、酒精的食物都必須忌口。

④若合併有明顯腸漏的症狀，重建腸黏膜健康也是必要的。

⑤補充適量的纖維（益生元）、優質的益生菌。

⑥若是交感神經太興奮，可以練瑜伽、打太極拳等運動。副交感神經太亢奮的人可做快走、有氧舞蹈等運動。

⑦正常作息、充足睡眠。

孩子的現代文明病：自閉症、注意力缺陷過動症

①自閉症

在二〇〇七年十二月，聯合國通過每年四月二日為「世界自閉症日」，自閉症是一種嚴重的精神發育障礙，是一九四三年由里奧 肯納（Leo kanner）首次提出，一般在三歲左右就會表現出症狀，主要包括拒絕社交、語言發展遲緩、行為重覆刻板、以及興趣範圍顯著侷限等。

自閉症是增長速度最快的病症之一，世界衛生組織估計，全世界每一百六十名兒童中，就有一位患有自閉症；美國在二〇〇八年的統計資料顯示，每八十八名美國新生兒就有一位是自閉症。

自閉症的病因無定論，目前主要的論點是基因和環境的互相影響。但研究顯示，超過百分之五十的神經生物學（neurobiology）並非遺傳因子所驅動。**又因為百分之七十的自閉症患者有腸胃道症狀，菌腸腦軸就成為醫界努力的方向，希望為這些孩子點亮一盞明燈**[96]！

從無菌老鼠、猿猴等動物實驗到人體研究，許多自閉症研究與實驗目前

可說是如火如荼地進行中，因為大腦的發育黃金期是六歲以前，又有哪個病童的家長能等待一個冗長的醫療研究過程？所以，只要是「無害」的治療方式，我認為都是值得一試的！

從一九九八年的《刺胳針》（The Lancet）、一九九九年的小兒科期刊（J.P）、二〇〇〇年的美國腸胃學期刊（AMJG）均指出，在自閉症兒童中出現高比例的腸胃道異常現象，如迴腸淋巴結增大、非特定性大腸炎、逆流性食道炎、慢性胃炎和分解醣類酵素不足等。到了二〇〇五年醫學微生物學期刊（JMM）用16S核糖體RNA（16S ribosomal RNA,16S rRNA）這種現代分子技術，研究自閉症患者和健康孩童的腸道菌是否不同。發現自閉症小孩的腸道菌中的溶組織梭狀芽孢桿菌（Clostridium histolyticum group）屬於厚壁菌門，出現的比例較高，而這些孩子中百分之八十六都有自行補充益生菌，表示益生菌似乎無法影響溶組織梭狀芽孢桿菌[97]！

二〇一〇年腸胃和肝臟期刊（JGH）研究報告指出，**自閉症小孩的腸道菌叢和發酵產物的確是不同的，原因是否出在他們有餵食的困難，而且對於食物的種類、質地都有高度的選擇性**，他們通常特別喜歡澱粉類、點心和加工食品，對於蔬菜水果和某些蛋白質食物則非常排斥。根據我的臨床經驗，在調整了這些孩子的腸道生態後，他們對於食物的固執度有明顯改善！

一個健康的腸道生態，尤其是類桿菌門和厚壁菌門的比例要對，因為只有如此才能完整地分解植物多醣體[98]，促進消化吸收與免疫力，宿主才有足夠的維生素與礦物質，才能增加抗氧化能力與肝臟的解毒能力[99][100]。自閉症患者的體內因為有多個基因缺損，這會使體內穀胱甘肽這種強力的抗氧化劑、解毒劑和免疫調節劑的濃度偏低，如果又碰到腸道內毒素（壞菌）過多，產生過量的氧化壓力，導致體內發炎併發神經炎而產生腦傷，也就不奇怪了。

② 注意力缺陷過動症（ADHD）

注意力缺陷過動症（ADHD）症狀通常出現在十二歲左右，且持續超過六個月，其特徵是孩子在注意力、過動程度和衝動抑制方面達到一定程度的困難，造成發展上的障礙。

台灣兒童中有百分之七~七點五的盛行率，如果未接受治療，超過六成進入成年期後仍有明顯症狀。台灣的成人有百分之四的盛行率。

目前的研究，大約七成患者的病因是基因因素，剩下的三成則認為和環境因子有關，在二〇一六年注意力缺陷過動症期刊(JADHA)中有一篇對注意力缺陷過動症所做的系統性文獻回顧發現，注意力缺陷過動症與肥胖、呼吸道及氣管過敏（例如氣喘、過敏性鼻炎）和睡眠障礙有著直接的關連，而與偏頭痛、乳糜瀉可能有點關係。

在前面的章節，包括自體免疫疾病和代謝症候群，都再再告訴我們身體的發炎絕對是全面性的，而發炎有一大部分始於腸道，雖然目前的研究仍未明指減少過多的精緻糖或特定食物就可以治療注意力缺陷過動症，但是如果能夠因為少吃精緻糖，可以減少肥胖、睡眠呼吸中止症，進而減少腦部缺氧（注意力缺陷過動症的腦部異常研究發現，他們的額葉區血流量降低，有缺氧現象），家長們何樂而不為呢？

在注意力缺陷過動症的治療上，除了藥物治療、行為治療外，有氧運動和避免腸漏、腦漏絕對是有益無害！

Part6

5R計畫，重建你的腸道屏障！

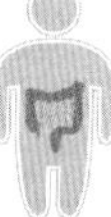

LEAKY
GUT
SYNDROM

腸道重建計畫最重要的一步——1R排除

排除有害物質是腸道重建計畫中最重要的一環，
因沒有排除導致腸黏膜受傷的物質，無論補充任何營養品，效果都有限。

我在「1R排除」的部分著墨特別多，是因為若在生活中沒有排除掉這些有害物質，黏膜還是在持續受傷，不管透過補充任何營養品、黏膜修復劑，想要重建腸道的屏蔽系統，都是緣木求魚。所以，「1R排除」是整個腸道重建計畫中，最重要的一部分[101]！

我們在生活中要排除那些有害物質呢？大致上可分為三大類：

須排除的第一大類 病原菌

發酵食物

不少人將「發酵食物」視為一種健康食品，連有些專家、網路資訊也鼓勵人們要多吃、常吃，但身為腸胃科醫師的我對此持保留態度。

發酵食物包含優格、泡菜、酸菜、醋、酸梅和其他醃漬食品。**若一個人的腸道菌尚未平衡，或體內有真菌感染、或小腸細菌不正常增生，因為發酵食物內可能有一些雜菌或壞菌，吃這類食物反而會讓體內發炎更嚴重，使情況更惡化**。另外，天然的發酵食品中也有乙醇、乙醛這些不利於健康的化合物，所以，我不鼓勵大家常吃發酵食物。

依據食物輪替的原則，發酵食物不是都不能碰，只是吃之前必須先確認自己的腸道是否已修復、體內沒有過多真菌、沒有腸漏了，才能享受發酵食物的好處，但仍要注意不要天天吃、餐餐吃、吃太多。

生食

不少養生界的專家很推薦大家吃生食，認為生食最不會破壞食材原有的營養素。所以，吃生菜、喝生菜打成的精力湯在台灣也很流行。生食的領域，包含吃生菜沙拉、生魚片、生牛肉、精力湯等。生食的主要問題如同發酵食物，可能不小心吃進病原菌、寄生蟲，導致體內更嚴重的感染，我的病患中有人因為天天喝精力湯或跑去日本吃生和牛，而感染了寄生蟲病。因此即使生食有它的好處，我也不鼓勵大家常吃。**當一個人的腸道有漏、菌叢不平衡時，更應該要避免生食**。即使是水果，也務必要徹底清洗乾淨後再吃。

須排除的第二大類 環境毒素

食品添加物

食品工業透過各種加工技術，正在改變我們的食物成分，會影響人體的生化反應、免疫反應。這些新的食物成分、新的運輸軌跡（走細胞間隙而非細胞內路徑）再再都使我們細胞的緊密連接被打開，腸漏症變得愈來愈常見，這衍生了後續的過敏、自體免疫、代謝症候群、神經系統等疾病。所以，有學者主張，食品添加物應該要如同藥品一樣被嚴格控管與檢驗，才能確保大眾的健康，不會在日復一日的飲食中，不知不覺被侵蝕殆盡。

如果家族中有自體免疫疾病的病史，更需注意避免食品添加物。要小心這些可能扣下罹病板機的食物，盡量在生活裡排除它們，這是保有健康生活的關鍵步驟。

糖分

過去四十年，開發中國家對糖的消費增加了很多，以中國來說增加了三倍，其他開發中國家也增加了一點二七倍。**糖已經成為一種食品添加物，普遍存在加工食品裡，尤其是「含糖飲料」中**。這是一種全世界的現象，不僅限於開發中國家，意謂著現在的人比老祖宗吃進了更多的糖。

過量的糖對於腸道會造成什麼影響呢？問題出在它的吸收路徑，**糖不是走細胞內路徑，而是走細胞間緊密連接的路徑。當糖分的濃度愈高時，腸道的緊密連接就會被打得更開、腸道的滲透度改變，會使更多管腔內其他物質進入下黏膜層**。

有研究發現，克隆氏症患者特愛吃甜食，比一般人吃進了更多蔗糖，這導致患者的腸道常處於發炎狀態。

作為食品添加物，其中更要小心的是「高果糖玉米糖漿」，這是將玉米澱粉酶水解後，將部分的葡萄糖轉化成果糖，成為水溶液狀的甜味劑，它的代謝方式與葡萄糖不同，主要仰賴肝臟，有研究指出會增加罹患脂肪肝、第二型糖尿病、肥胖的風險[102]。

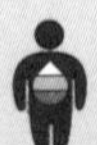

代糖就比較好嗎？NO！

人工甘味劑的研發是為了糖尿病與代謝症候群患者，但後來的研究發現，人工甘味劑反而會影響腸道菌叢，反而造成了血糖的不耐。所以，不建議糖尿病患者使用代糖增加食物的甜味，較好的甜味來源是非單糖或雙糖的果寡糖（六碳糖）、木寡糖（五碳糖）、木糖醇這些益生元。它們約是蔗糖甜度的百分之四十，也不會增加熱量攝取[103]。

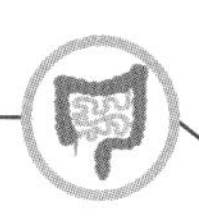

高果糖玉米糖漿因為其成本低廉、方便運用，所以廣泛使用在許多含糖飲料及冰淇淋、餅乾、蛋糕、早餐穀物中。**要挽救腸道與代謝健康，減少食用這些含糖量高的加工食品、少吃各式甜品，購買前詳讀食品標籤為上策。**

鹽分

在西方，鹽分過高的問題主要存在於烘焙食品、早餐麥片中；在東方，超標的鹽主要來自醬油等各式醬料。

台灣衛生福利部國民健康署建議，一個成年人一天的鈉攝取量最好控制在兩千四百毫克，換算成鹽的重量約是六公克，但台灣人每日的鈉平均攝取量高達三千～五千毫克。主因是現代加工食品盛行，而加工食品的含鹽量通常比自製食品高很多，導致人們攝取過量的鈉。

鹽分攝取過高會影響巨噬細胞、使T細胞往Th17的方向分化，容易產生自體免疫疾病；且鈉跟糖會一起運送，使腸道上皮細胞中的肌凝蛋白（myosin）被磷酸化，會使閉合蛋白（claudin）的濃度減少，因此拉開了緊

密連接，腸道的滲透度就增加了[104]。

所以，高鹽食物不僅會引起高血壓、中風、腎臟病、腎結石、肥胖和胃癌，等健康問題，對於腸道健康也是大敵。減鹽運動不僅限於高血壓患者，一般人也很適用。

台灣人用餐習慣使用醬料，但是鈉不只存在食鹽、醬油裡，番茄醬、烏醋、味精、蘇打、發粉、辣椒醬中含量也不少。所以，**要減少鈉的攝取，首先要減少使用醬料，外食時不加滷汁，少吃以醃、燻、醬、滷、漬等方式製作的料理，也要詳讀食品標籤，若它的鈉含量數字大於熱量數字，就屬於高鈉的食品**。

麵線、榨菜、雪裡紅、筍乾、香腸、火腿、臘肉、貢丸、泡麵、零食、泡菜等加工食品，含鈉量都極高，都是要少吃的食材。善用其他天然香料，多用烤、蒸、煮等烹調方式，較能突顯食材的天然原味，降低對鹽的依賴。

乳化劑

加工食品中使用乳化劑，目的在使「水跟油互融」，因此廣泛使用在糕餅業中，例如：麵包、蛋糕、餅乾，甚至是奶製品、嬰兒奶粉、人造奶油、加工肉品、添加奶精的咖啡、飲料、巧克力、口香糖等。

從二〇一二年到二〇一八年，預計全世界的乳化劑使用量會增加百分之三十五。合格的乳化劑產品很多，例如：脂肪酸甘油脂、乳酸甘油脂等，**它對腸道的傷害在於會減少腸道黏膜層的恐水性，讓水分子更容易進入體內形成水腫；以乳化劑中的脂肪酸蔗糖脂為例，它會讓肌動蛋白（actin）走位，使緊密連接被拉開，因此增加了腸道的滲透度**。

日本的食品業者很愛使用乳化劑，這跟他們的克隆氏症患者人數呈現正相關。希望維護腸道健康，飲食中要盡量少吃含有乳化劑的食品，可以透過詳讀加工食品的標籤來加以辨識，並慎選糕餅、麵包等產品，降低每日的攝取量。

跟著何醫師，輕鬆挑外食！

我因為工作忙碌，不一定有時間煮飯，外食也是生活的一部分，飲食不只是為了維持身體機能，所以尋找用心烹飪，使用天然食材的好餐廳是我的一大樂趣！基於風險分散原則，無須對某家餐廳、某種食物太死忠，市面上還有很多美味且健康的食物等著我們去發掘。

有鑑於食品加工氾濫問題，我的早、中、晚餐大概會以下列的原則來做選擇：

早餐有幾個地雷要注意，**絕對不吃**含火腿、培根等加工紅肉的三明治、奶茶（奶精）、調味奶、用調理包做成的鐵板麵等。主食、飲料要輪替，例如週一吃鹹粥，週二就吃蒸地瓜配豆漿。

如果早餐吃了麵包或饅頭，中午就別再選麵類了，找一間用料新鮮且調味料不會下太重的餐廳好好吃一頓飯，如果是訂便當，也可物色較用心的店家，避免吃進壞油與太多添加物。**我不建議吃用微波爐加熱的便當**，不用塑膠餐具、不以塑膠袋、紙碗裝熱湯、熱食外帶（因其內部包膜也是塑膠，才能防水），以免吃進塑化劑或其他化學物質，請自備不銹鋼或耐高溫的玻璃器皿。

晚餐別吃太多，八分飽就夠了。如果要吃麵，選店家手煮的牛肉麵比義大利麵安全，因有些義大利麵醬料可能使用人造奶油。

但若是有過敏、自體免疫疾病，甚至是有神經系統疾病的人，除了少碰醬料外（醬料食品通常含很多添加物），請注意別任意吃外面的火鍋或湯麵，原因出在店家的湯頭，可能不是天然，而是由含大量添加物的高湯粉、番茄醬、乳瑪琳、中藥材等食品調製而成，我有些本來情緒或過敏症狀控制得宜的病人，僅僅是吃了用火鍋湯涮的肉片，或是喝了湯，就導致病情大爆發。

外食的湯頭成分複雜，不易避掉過敏原與有害物質，有上述疾病的人，一定要格外小心！

有機溶劑

有機溶劑並非食品添加物，而是在食品加工過程中，為了移除不想要的物質而使用。以市面上常見的沙拉油（大豆油）為例，它是利用己烷這種有機溶劑來做萃取，因此產品中就會殘留己烷。

有機溶劑傷害腸道的機制跟乳化劑類似，會增加腸道的滲透度，它的家族還包括乙醇（酒精）、乙醛等化合物。值得注意的是，天然的發酵食品透過裡面細菌的氧化反應，也會含有乙醇、乙醛，這些化合物是消化道的致癌物。所以，即使是天然的發酵食品，例如：泡菜、優格、豆腐乳、醬油等醬料，都不建議天天吃、餐餐吃。二〇一二年，陳鴻華醫師依據WHO會員國資料與國內資料比對後做出「大腸癌發生率全球排名」，嗜食泡菜的韓國人高居第二名。

除了飲食會接觸到有機溶劑外，清潔用品也是大宗。尤其是廁所清潔劑、除蟲球、樟腦丸當中，常含有「對二氯苯」，這是一種致癌物質，還會引發多發性硬化症，生活中要盡量避免使用這類產品。

微生物轉麩氨酶

有些食品加工時需要酵素做分解，使蛋白質改變其結構，更容易與其他食材互融，因此也有乳化劑的效果。烘焙食品業對酵素的需求量非常大，這時就衍生了一種基因工程，用培養細菌的酵素來做成「生物膠」，使加工食品便宜又美味。

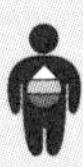

麵包店裡的危機

許多人習慣以麵包、蛋糕等當早餐與點心，這讓許多烘焙名店如雨後春筍般在街頭出現。但由以上的研究顯示，烘焙食品業不僅是以含麩質的小麥為原料，其加工過程中可能會使用高鹽、高糖，甚至人造奶油，當中就可能含有乳化劑、微生物轉麩氨酶等添加物，這些都是破壞腸道黏膜的兇手。所以麵包是健康的食物嗎？這要打上一個大問號。

不是不能吃烘焙食品，但要慎選不亂使用添加物的良心店家，且遵守食物輪替的原則，不要每天早餐都吃麵包、肚子餓都吃蛋糕或餅乾。沒有餡料的麵包比較安全，其添加物可能比較少，了解食品添加物會以何種形式運用在食品中，有助於我們避開這些地雷食物，重建腸道健康。

針對這種**微生物轉麩氨酶（microbial transglutaminase,mTG）**，建議的食用量是一天不要超過十五毫克，但實際上每人每天平均食用高達五十～一百毫克。它對腸道的傷害如同乳化劑，會增加腸道的滲透度，所以要慎選烘焙食物。

奈米

奈米科技本來是為了攜帶藥物，達到人體組織更深的地方以發揮藥效，因此科學界努力研究，後來常使用在食品加工與包裝業中，奈米科技比傳統的乳化劑更好用，因為它的分子更小，脂溶性更好，可增加脂溶性物質的可利用率；且可使糖、鹽、**微生物轉麩氨酶**、乳化劑等添加物更容易運送與穿透組織。因為它的優異表現，使得奈米技術在食品業中運用愈來愈廣泛，到了二〇一五年時，美國有百分之四十的食品中都用了奈米技術。

甲殼素這種添加物常以奈米技術製成，後來科學界做細胞分析，發現**奈米化的甲殼素會使腸道上皮細胞中的黏著小帶（zo1）移位，使緊密連接**

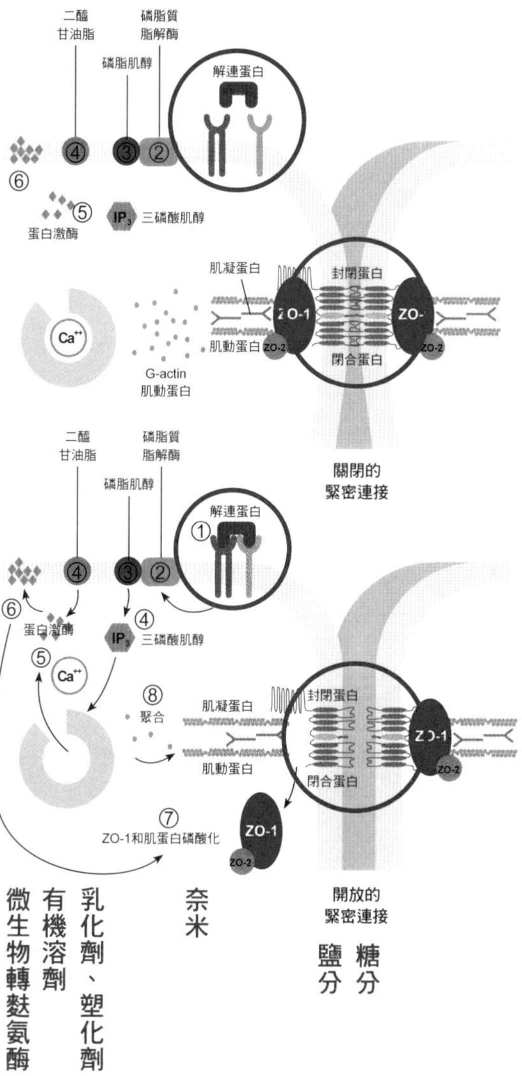

打開，增加了腸道的滲透度。奈米化的甲殼素廣泛用在食品加工業中，作為防腐劑、香料、黏稠劑等，人們可能不知不覺中就會攝取到。這也難怪我的病人做慢性食物過敏原檢測，當中有相當大比例的人對帶殼食物（蚌殼、牡蠣、生蠔）過敏，然而**他們未必常吃這類食物，導致過敏的原因，有可能是來自這些隱藏的食品添加物**。

Remove排除

二醯甘油脂
磷脂質脂解酶
磷脂肌醇
解連蛋白
⑥
⑤ 蛋白激酶
IP_3 三磷酸肌醇
肌凝蛋白
封閉蛋白
Ca++
ZO-1
ZO-2
肌動蛋白
閉合蛋白
G-actin 肌動蛋白
關閉的緊密連接

二醯甘油脂
磷脂質脂解酶
磷脂肌醇
解連蛋白
①
⑥ 蛋白激酶
④ IP_3 三磷酸肌醇
⑤ Ca++
⑧ 聚合
肌凝蛋白
封閉蛋白
肌動蛋白
閉合蛋白
⑦ ZO-1和肌蛋白磷酸化
開放的緊密連接

糖分
鹽分
奈米
乳化劑、塑化劑
有機溶劑
微生物轉麩氨酶

藥物毒素

● 抗生素

從一九二八年亞歷山大・弗萊明（Alexander Fleming）發現了盤尼西林，到一九三九年格哈德・多馬克（Gerhard Domak）將發現的磺胺類藥物，應用到人體上治療感染性疾病，這八十年來抗生素救了無數致命的感染性疾病。但近二十年來，抗生素引起的問題也慢慢浮現[105]，大致上有以下幾點：

①抗生素濫用產生了抗藥菌，例如：耐甲氧西林金黃色葡萄球菌（MRSA）、抗萬古黴素腸球菌（VRE）、困難梭狀芽胞桿菌（Clostridium difficile）。

②未來十年很難找到新的抗生素。

③**愈來愈多的研究顯示，早期使用抗生素和自體免疫疾病、過敏性疾病有很強的相關性**，例如：第一型糖尿病、氣喘和濕疹。

④抗生素的使用導致肥胖。在二〇一三年國際肥胖期刊的一篇研究報告顯示，人類在生命的前六個月使用過抗生素，可能和七歲時的肥胖相關[106]。

這早在一九五〇年代就已經被獸醫們發現並運用，他們建議養殖戶在家禽與家畜的飼料與飲水中添加低劑量的抗生素，可以讓牲畜長得更肥美。所以，就算我們不吃抗生素，但透過食物鏈，也已經吃進不少抗生素了！

二〇一一年發表在《營養藥物治療期刊》，源自英國的一篇論文指出，抗生素引起的肥胖問題不只發生在孩子身上，他們整理了幽門螺旋桿菌殺菌後的病人（使用的殺菌配方是甲紅黴素和H2-阻斷劑），一天服用兩次，使用兩週後，身體質量指數（body mass index，簡稱BMI）[107]有上升的現象。

孕期、嬰兒期盡量避免用抗生素

二〇一四年丹麥的研究指出，若在懷孕前八十週到生產後八十週內曾使用過抗生素，生出的孩子得到氣喘的危險性將大增。

曾有科學家以成鼠作實驗，施打抗生素讓成鼠的腸道菌都被殺光，然後再給成鼠益生菌，發現腸道環境是可逆的。**不可逆的是在嬰兒期或媽媽懷孕**

期曾服用抗生素，也就是若讓嬰兒服用抗生素或壓力、食物等各式因素，導致寶寶的腸道菌叢被破壞，即使事後服用益生菌也無法逆轉，這類孩子長大後有較高的比例得到氣喘、發炎性大腸炎、糖尿病和肥胖。

這是因為成年人（鼠）的黏膜相對強壯，黏膜上的菌叢生態已經相對穩定，就算遭遇到灌腸、抗生素藥物等的短期破壞，其菌叢生態依舊可以自我恢復。

二〇一〇年有另外一篇研究幽門螺旋桿菌治療後腸道菌叢的報告，使用的藥物是甲紅黴素、滅滴靈和氫離子幫浦抑制劑，發現患者的糞便和咽喉菌種有百分之三十的組成發生了改變[108]。雖然之後的確可以慢慢恢復，但時間長達四年之久。

這是因為若抗生素的使用量過大，減少了腸道菌的多樣性與豐富性，會導致排除壞菌的能力降低，使酵母菌（如白色念珠菌）和細菌（如金黃色葡萄球菌、變形桿菌和困難梭狀芽孢桿菌）的數量增加，更嚴重因抗生素的使用而出現「偽膜性大腸炎」[109]。

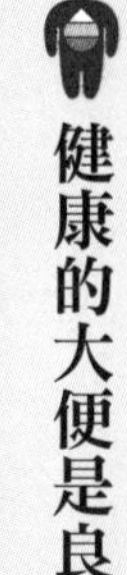

健康的大便是良藥！

抗生素引起的腸道相關疾病中，最嚴重的就是偽膜性大腸炎（pseudomembrane colitis），它的致病機轉是因為使用抗生素導致困難梭狀芽孢桿菌數量增加，使疾病常反覆發作。

因為困難梭狀芽孢桿菌會產生孢子，用酒精也很難根除，臨床上的症狀有惡臭的腹瀉、腹痛和發燒，嚴重時可導致毒性巨結腸症，甚至有致命的危險！

在美國與歐洲，這種疾病的案例不少，所以治療上再使用抗生素效果會好嗎？這也是為何美國在二〇〇八年通過了糞菌移植（fecal microbiota transplantation，FMT）的合法性。台灣的國家衛生研究院與消化系醫學會及感染症醫學會，在二〇一八年二月共同舉辦了「微菌移植FMT共識會議」，醫界近年來也積極投入FMT發展，希望透過糞菌移植技術，治療諸多疾病。

近十年來，國外的治療經驗告訴我們，用糞菌移植來治療偽膜性大腸炎的成功率是百分之八十～一百，國外甚至因此成立了「大便」公司，因為要找到「健康的」大便可不是件容易的事。

其中一家公司用含三十三種細菌的人類大便餵小老鼠，發現被沙門氏菌感染的老鼠，在給予糞菌移植治療後，其黏著小帶（zo1）和閉合蛋白（claudin）的數值會和正常小鼠相近，顯示糞菌移植治療的機轉即是強化了緊密連接，所以修復了腸道[110]。

糞菌移植技術雖然給了許多疾病新的治癒希望，美國甚至想用來治療糖尿病，但是任何治療都需審慎評估，人命非兒戲。移植前須確認捐贈者的糞便沒有傳染病菌、也不能將任何遺傳疾病藉由腸道菌傳播給接受者，相信醫界與科學界能夠替人類的健康做更好的把關。

止痛劑

有研究指出，即使是四週以內的短期使用止痛藥（非類固醇的抗發炎劑），在二十四小時內有百分之八十～九十的人就會產生腸漏的現象，而且持續十天之久；如果吃止痛藥超過三個月，一半的人小腸有小潰瘍或破皮，另外一半的人小腸出現出血性紅點，導致缺血性貧血和白蛋白偏低；最嚴重的併發症是出血性腸穿孔和腸子狹窄、阻塞[111]。

其機轉是止痛藥會傷害腸子纖毛的磷脂，所以產生腸漏，止痛藥對腸道健康的影響深遠，不能常吃。正本清源之道應該是要找到痛點治療，不能總是靠止痛藥止痛，因為研究發現，不管哪一種非類固醇消炎止痛藥，發生腸病變的盛行率和嚴重度都是差不多的。

酒精

古有明訓「酒是穿腸毒藥」，飲酒過量會導致酒精性肝臟疾病（alcoholic liver disease, ALD）。男性肝臟一天的承受能力是四十克酒精，女性約是二十克，但**真正會導致發生酒精性肝病變的因素是腸道黏膜！**

根據二〇〇七年《Alcohol期刊》的研究論文顯示，酒精產生了氧化的壓力，改變了肌動蛋白(actin)細胞的結構而導致腸道滲漏，管腔內的發炎物質（例如：細菌的脂多醣體）和細胞介質進入系統內，因此造成肝臟的受傷[112][113]。

塑化劑

塑化劑是無色、無味、透明的液體，是塑膠製品中的一種添加劑，它有軟化塑膠、固定香味（定香劑）及乳化油和水（起雲劑）的功能。

塑化劑的種類多達百餘種，使用最普遍的磷苯二甲酸酯類就有八種之多，二〇一一年台灣的塑化劑風暴中，在部分益生菌粉末產品中找到的塑化劑，是磷苯二甲酸二乙基己基酯（DEHP），兩個月後，又被抓到的是磷苯二甲酸二異壬酯（DINP），這是黑心商人用塑化劑充當合法的起雲劑，添加在果汁、運動飲料、茶飲和果凍中。

合法的起雲劑通常是由阿拉伯膠、乳化劑和植物油混合而成，所以塑化劑對腸道黏膜的影響機轉和乳化劑是一樣的！**但塑化劑的危害不僅止於黏膜、免疫系統，它也是一種環境荷爾蒙，會導致女童性早熟、男童女性化，使成年男子的精子活動力降低，造成不孕症，甚至會誘發癌症的發生！**例如：乳癌、前列腺癌、睪丸癌、肝癌等，恐怕都與這常見的環境荷爾蒙被濫用相關。

生活中許多用品在製作中合法地添加了塑化劑，再加上不少海域被大量的塑膠垃圾入侵，這些難以分解的塑膠垃圾在環境中破碎後，變成塑膠微粒，進入海洋的食物鏈當中，人類可能透過海洋魚類、蝦、貝類、飲用水吃進這些塑膠微粒，不知不覺中攝取到過量的環境荷爾蒙。所以，我們幾乎無法與塑化劑、塑膠製品完全隔絕，可見「減塑」運動真是刻不容緩！

在使用塑膠製品時，要遵守「不油、不熱、不酸、不刮傷」的原則，每天要多喝水、多吃蔬菜水果和多運動流汗，才可以把體內的塑化劑排出[114]。

須排除的第二大類 對食物的不良反應

在台灣，每三個人之中就有一個人有過敏經驗。各種環境因素都可能引起過敏，食物更是常被提及的因素。古羅馬哲人盧克萊修（Titus Lucretius Carus，99-55 B.C.）曾說：「一個人的食物可能是另一個人的毒藥。」這說明了人體個別差異的存在，適合的食物也會不同。

常聽到病人說，喝了牛奶會腹瀉、腹脹。那並不屬於對食物的蛋白質成分的過敏反應，而是對牛奶中天然存在的一種糖分「乳糖」的消化吸收不良。其主要原因是消化系統內缺乏水解乳糖所必須的乳糖酶，全球約有百分之六十五的成年人有此症狀，與遺傳基因密切相關，在東亞地區可高達百分之九十，而在北歐只有百分之十。這不能算是一種疾病，所以不能和對牛奶酪蛋白和乳清蛋白這種食物過敏反應相混淆。所謂的食物不耐大致分以下三種狀況：

1 含較多組織胺的食物

組織胺（histamine）是一種會引起身體過敏反應的化學傳導物質，其機轉是因為嗜鹼性白血球釋放出組織胺，並結合到細胞的受體而引起。

有些食物中含有較多的組織胺，或是因食物的成分引起組織胺的釋放，都會引發不適反應，例如：皮膚搔癢、蕁麻疹、潮紅、腹絞痛、噁心、頭痛、心悸等。這其實不能稱之為過敏，而**是一種非免疫系統引起的「食物不耐」**。以下的食物不是不能吃，但若吃了以後產生不適症狀，就要避免。

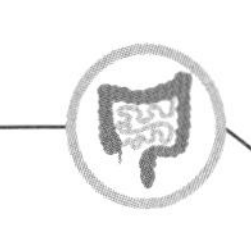

常見含高組織胺的食物

啤酒（市售）和葡萄酒、鯖魚、沙丁魚、酪梨、乳酪、乾果、茄科蔬菜（番茄、茄子等）、醃菜、泡菜、煙燻肉品、醋或含有醋的食物（如美乃滋、沙拉醬、沙茶醬、豆瓣醬、醬油膏、番茄醬、辣椒醬）、菇類（如蘑菇、香菇、金針菇、秀珍菇）、加工肉品（如香腸、熱狗、義大利臘腸）、酸奶（如優酪乳、發酵奶、優格）、酸麵包（用大量酵母製成的食品，如裸麥粗麵包、咖啡蛋糕等）、菠菜、隔夜的肉品、香料（如桂皮、茴香、辣椒、肉豆蔻、咖哩、辣椒粉、丁香等）。

促進體內組織胺釋放的食物

酒類、康普茶、雞蛋、柑橘類水果、草莓、番茄、香蕉、乳製品（如牛奶、乳酪、優格、冰淇淋、餅乾、蛋糕等）、巧克力、小麥胚芽、甲殼類、人工色素和防腐劑。

2 急性食物過敏（IgE）

食物過敏主要是身體免疫系統對「蛋白質」的反應。如果食物走的是細胞內途徑，蛋白質會被細胞內的酵素分解，就不會產生過敏性。但**若腸道屏蔽系統發生了問題，食物走的是細胞間隙，蛋白質分子成為免疫系統攻擊的目標，過敏就因此而產生了**。

容易產生過敏的食物有八大類：麥片、甲殼類、蛋、魚、花生、牛奶、堅果、大豆。

急性過敏屬於免疫反應中的Type I，是免疫球蛋白IgE對某些過敏原「小題大作」，導致身體在短時間內產生氣喘、蕁麻疹（皮膚風疹塊）等激烈的免疫反應。其機轉是肥大細胞所引起，當免疫球蛋白IgE黏上去後，肥大細胞就會釋放顆粒，因此產生急性過敏反應。

目前許多醫療院所有透過抽血的「急性過敏原檢測」，擔心自己不小心誤觸地雷的過敏患者可以嘗試。急性過敏因為發作時間急、症狀明顯，所以就算沒有抽血檢查，應該很容易知道自己對什麼過敏。

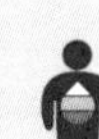

母乳抑制病菌的最佳利器——人奶寡糖

鼓勵媽媽用母乳哺餵嬰兒，是目前醫界的顯學。母乳中除了乳糖、脂肪，第三大成分是人奶寡糖（human milk oligosaccharides, HMOSs），而這種不能分解的寡糖在牛奶中是不存在的。人奶寡糖對嬰兒的幫助是可增加比菲德氏菌屬的菌株量，而產生較多的乳酸和乙酸，丙酸與丁酸則較少，使母乳為微酸性，酸鹼度為五．五，這正是母乳抑制病菌的最佳利器！

在二〇〇九年，歐洲小兒科腸胃肝臟營養學會做了母乳對人體影響的研究報告，明白告訴我們母乳可以降低感染性腹瀉和急性中耳炎的發生率。也因為這些研究，益生元的觀念才明確地建立，將短鏈galacto-寡糖跟長鏈fructo-寡糖加入配方奶中，希望無法喝母奶的嬰兒也能建立健康的腸道菌、得到充足的營養，並能產生正常的免疫、代謝和認知發展[115][116]。母奶中的抑菌因子有：

- 部分消化和發酵的胜肽鏈
- 母奶脂肪酸
- 人類乳鐵蛋白
- 溶菌酶
- sIgA（請參照P.87）
- HMOSs：HMOSs可以藉由模仿腸道上皮細胞和黏膜層上病原菌的受體，而達到抗菌的效果，所以母奶絕對是不可取代、上天賜給嬰兒的禮物。

但過敏嚴重、體質太差的母親，也有可能透過哺餵母乳，將過敏因子傳給小孩。所以，這當中該如何取捨，需要與醫師詳盡討論。

建議有嚴重過敏的準媽媽們，在準備懷孕、孕期中要好好調養身體，因為母體的IgG在懷孕六個月時會經胎盤到達胎兒體內，避免接觸過敏原，身體調養好了之後，未來才能安心哺餵母乳，讓孩子享受母乳的好處，避免由母乳中攝取到過敏因子。我建議，有過敏、無法喝母奶的孩子可以喝米漿、羊奶。

3 慢性食物過敏（Non-IgE）

若是接觸過敏原二十四小時之後，才發生症狀的慢性過敏，是免疫球蛋白IgG或IgM和T細胞的作用所造成的，與急性過敏的機轉並不相同，但它與自體免疫疾病的免疫反應確有相似之處。

慢性過敏屬於免疫反應中的TypeⅡ～Ⅳ。其中TypeⅡ屬內源性的免疫反應，TypeⅢ是外源性的免疫反應，TypeⅣ是不需抗體、經過T細胞的免疫反應。慢性食物過敏會產生眼睛癢、黑眼圈、鼻塞、鼻涕倒流、口角炎、氣喘、乾燥症、脹氣、腹絞痛、便祕、腹瀉、頻尿、關節痛、偏頭痛等症狀。

慢性食物過敏有抽血的「食物敏感IgG檢測」可做，可一次找到常見食物的過敏原；或者**可以採取經驗療法**，剔除掉某些吃了以後會產生上述症狀的食物，只是慢性食物過敏症狀不是立即發生、症狀有時也不明顯，要透過經驗療法得保持對身體的敏感度，並且做每日每餐的食物紀錄，比較能抓到過敏元凶。

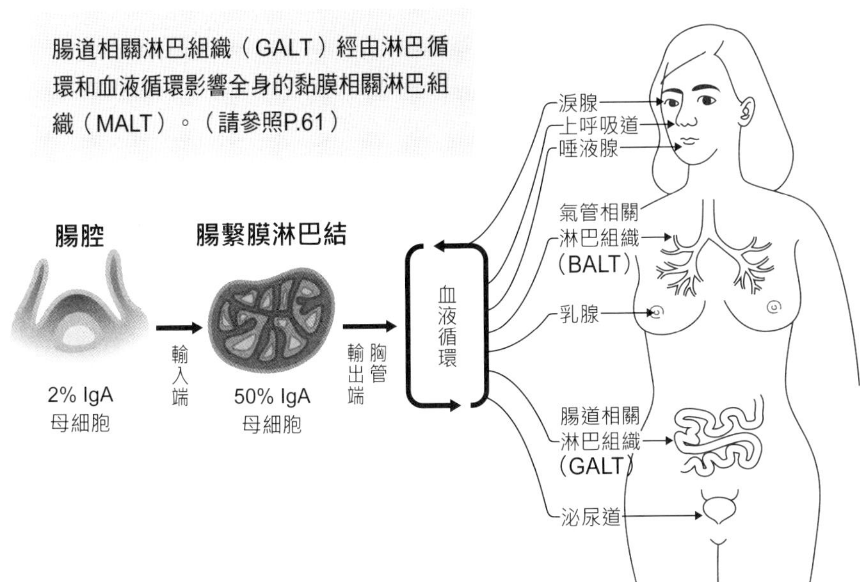

腸道相關淋巴組織（GALT）經由淋巴循環和血液循環影響全身的黏膜相關淋巴組織（MALT）。（請參照P.61）

麩質

自一九五五年以來，世界上的小麥產量增加了十倍。如今小麥已經成為全世界最常食用的主食，因為它可以磨成麵粉，儲存相對容易，而且用途很廣，可以變化成為各種食品。

小麥中的麩質會降低肌動蛋白（actin）的濃度，增加腸子的滲透度，引起T細胞的發炎反應，相關的機轉我在前面有提到（請見P.96），這裡不再贅述。因為小麥食品在生活中太常見，例如麵包、蛋糕、餅乾、麵條、饅頭、包子等中式點心，因此特別需要小心，請注意食物輪替的重要，主食要常替換，點心不宜用麵包、餅乾等果腹，以免攝取過多的麩質。

乳糜瀉就是最常聽到，對麩質敏感的疾病。二〇一七年《美國聯合醫學期刊（JAMA）》發表了有一篇關於乳糜瀉和非乳糜瀉麩質敏感症（non-celiac gluten sensitivity, NCGS）的回顧性文獻，從二〇一〇～二〇一七年，共整理了七十七篇期刊[117][118]。

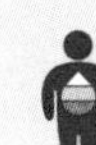

過敏會變成自體免疫疾病？

過敏的族群遠大於自體免疫疾病患者，兩者都可能帶有弱基因，只是帶有自體免疫疾病基因的人更少。也可能有少部分長期過敏的患者，因體內的小發炎不斷，不斷刺激下最終導致免疫系統的「抓狂」，產生過度反應，而朝自體免疫疾病的方向演化。

這篇文獻告訴世人上述兩種疾病是常見的，雖然都是對麩質敏感，**乳糜瀉的發病機轉是從先天免疫反應到後天免疫反應全部到位，而非乳糜瀉麩質敏感症發炎的層級只到先天免疫反應。**

也因為免疫反應沒有這麼全面性，所以沒有絨毛萎縮的現象。臨床表現上雖然有腹脹、腹痛、腹瀉、便祕、不安、憂鬱、頭痛、疲倦等問題，但沒有吸收不良，例如：貧血、骨質疏鬆、不孕、皰疹樣皮膚炎等表現。

非乳糜瀉麩質敏感症目前沒有可以檢測的標記，**建議讀者可以用gluten**

challenge（麩質測試）的方法，每天吃八克的麩質（大約兩片麵包），吃一週，接下來的一週完全不吃麩質（小麥製品），觀察上述的症狀是否有改善！

戒麩質很難？回到阿嬤時代的飲食就好

有患者表示要戒含麩質食品實在很難，我的建議是，回到阿嬤時代的飲食習慣就好了！古早時代，人們三餐吃飯或吃地瓜，點心也多是米製品。**台灣本來是盛產稻米的地區，小麥食品是最近幾十年才開始普及的，所以，需要戒麩質的人可以參考阿嬤時代的人怎麼吃。**

除了早餐外，點心與消夜是一般人常用

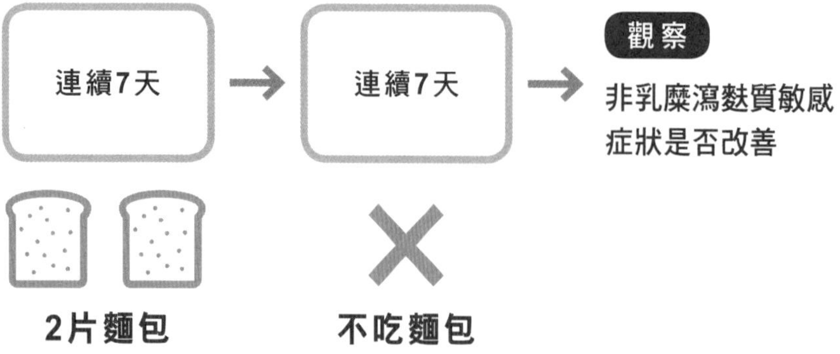

連續7天 → 連續7天 → 觀察

2片麵包　不吃麵包

非乳糜瀉麩質敏感症狀是否改善

麵包、餅乾、蛋糕果腹的時刻。基於健康原則，建議睡前三小時保持空腹不吃宵夜。若晚餐吃得比較少，加班回家肚子很餓，可以煮青菜肉片湯，搭配海苔與幾顆核果類食物充飢。

上班族在辦公室不要放餅乾等食物，不要隨意加入「團購下午茶」的行列，用米果、少許核果類或水果（避免常吃太甜的水果，芭樂、蘋果是較好的選擇）當點心比較健康。

輪替性飲食是解決之道

因為蛋白質大分子容易引發過敏反應，所以，食品加工發展出透過水解或是發酵的技術，讓蛋白質分子變小。

但研究又發現，現代人好發過敏，恐怕跟植物的種植、牲畜的養成、食品加工的過程脫不了干係，尤其是食品加工使食物發生了變性，讓我們的免疫系統無法辨識，將之視為敵人。

解決之道在於輪替飲食，我給病人的口訣是「一**週二十一餐**、一**樣食物**

不超過三餐」，以小麥為例，我們一週總共要吃二十一餐，麥製品請勿超過三餐。即使是無過敏、無自體免疫疾病症狀的人，一天三餐中最好有一餐是米飯或其他的主食，不要餐餐都是麥製品。

「二十一餐、不超過三餐」標準看似嚴格，但要思考當今食品加工當道，我們會吃進很多看不見的食物成分，例如：美乃滋、蛋糕、餅乾裡都有蛋，所以就算我們一週只吃三顆蛋，但實際吃進的蛋的份量遠不止三顆。

輪替飲食也是多樣化飲食，以早餐為例，除了麵包、饅頭之類的主食外，我們還有飯糰、蒸地瓜、烤馬鈴薯、水煮玉米之類的主食可選擇，再搭配不同的蛋白質與纖維來源，早餐可以吃得很多樣、豐富。另外，**要吃當季**、**新鮮的食物**，**盡量選擇原形食物**，**少吃加工食品**、**少吃醬料**，須知我們有時只是對一整包餅乾裡的防腐劑過敏，避開添加物就能減少接觸過敏原。

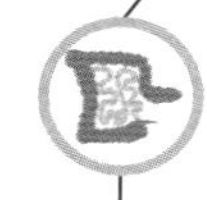

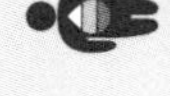

什麼是過度敏感反應？

過度敏感反應（hypersensitivity reaction）是人體正常免疫系統對先前不好的記憶所產生的強烈後天免疫反應，並根據免疫機轉和發生反應所需的時間，進而造成了組織傷害。

Coombs和Gell將這過度敏感反應分為四型，要注意的是，這四型並不一定單獨發生：

Type Ⅰ：經由IgE，反應的時間約十五～三十分鐘。

Type Ⅱ：經由IgG或IgM和補體，反應的時間約需數小時。

Type Ⅲ：免疫複合體（immune complex disease）主要是IgG和補體，反應時間三～十小時。

Type Ⅳ：延遲型T細胞免疫反應，反應時間超過二十四小時。

所以，有病人做了「食物敏感IgG檢測」之後，如果能認真執行食物過敏原的飲食控制，大概可以好個七、八成。因為腸道的免疫系統是如此錯綜複雜，所以目前醫界將慢性食物過敏反應稱為Non-IgE的反應機轉，且過敏原對人體的影響也不只是食物，還包括了塵蟎、PM2.5懸浮微粒等。更可怕的是，食品加工過程和基因食物，導致了產品敏感性的改變[119]。

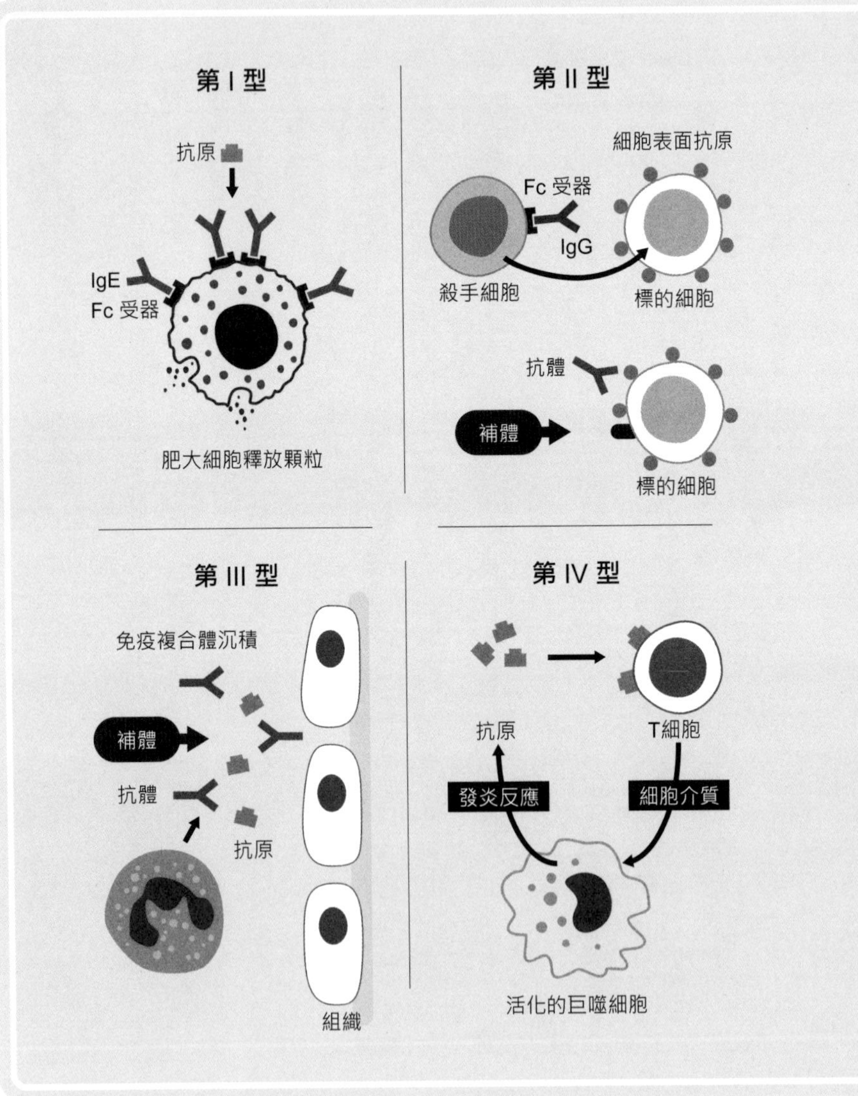
第 I 型
抗原
IgE
Fc 受器
肥大細胞釋放顆粒
第 II 型
細胞表面抗原
Fc 受器
IgG
殺手細胞
標的細胞
抗體
補體
標的細胞
第 III 型
免疫複合體沉積
補體
抗體
抗原
組織
第 IV 型
抗原
T細胞
發炎反應
細胞介質
活化的巨噬細胞

補充酵素和調整消化道酸鹼度——2R替代

補充酵素、調整消化道酸鹼度，讓消化道好好做完最重要的工作，自然地吸收小分子營養素，就不會有敏感食物的滲漏問題。

所謂的2R替代（Replace），是強調如何補充酵素和調整消化道的酸鹼度，本是與生俱來，屬於先天性免疫、化學性的免疫屏障（請參照免疫系統P.81）。

調整消化道酸鹼度

七十歲以上的老人家尤其有胃酸不足的問題，因此導致了慢性胃炎。所以，我會建議胃不舒服的老先生、老太太飯後含顆酸梅來試試看。

要知道一個人需要補充多少酸與酵素，其實要做糞便分析，或是用鼻胃管抽胃酸來分析，醫師才能做確切的診斷。若是不方便做這類檢驗，胃酸不足的人可先由飯後含半顆酸梅開始，半顆不夠就含一顆，慢慢嘗試，找到最適合自己的用量。

有些人未到七十歲，為何也有胃酸不足的問題？台灣消化醫學會因為擔心國人濫用制酸劑，尤其是氫離子幫浦抑制劑（PPI）和組織胺阻斷劑（H2-blocker）而有規定：**消化系專科醫師必須根據胃鏡的報告，如果有胃食道逆流症或消化性潰瘍才可以給藥，而且規定用藥不能超過四個月**。

但國人常會自行到藥局買藥，長期服用以上的制酸劑會導致胃酸過低，可能出現以下症狀：

①胃蛋白酶活性降低，導致蛋白質分解不完全，因而營養不良。

②胃酸不足不能有效消滅食物中的細菌、病毒，腸道內雜菌過多，因此產生脹氣、腹痛、噁心等症狀。

③無法吸收微量元素，如鎂、鐵、鋅、硼、維生素B_{12}和葉酸等。

酵素補充有方法

關於酵素的補充，坊間常見許多迷思。補充酵素也要有方法，我給的建議如下：

①過度且隨意地補充酵素產品，反而會抑制消化腺體的功能，甚至可能導致消化潰瘍。

②坊間常見許多植物酵素產品，如木瓜酵素、鳳梨酵素，若對木瓜或鳳梨過敏，則不建議每天攝取。

③酵素要有充分的活性，需要輔酶的幫助，輔酶的成分有維生素、礦物質（如鋅、鐵、銅等），所以均衡而新鮮的飲食攝取，比單一性的營養補充品更為全面。

④市面上有些酵素來自於微生物的發酵技術，可能帶有過敏原、麩質或奶製品，更怕是基因改造的原料製造而成，所以，**酵素還是天然的最好！**

消化系統的酵素分佈

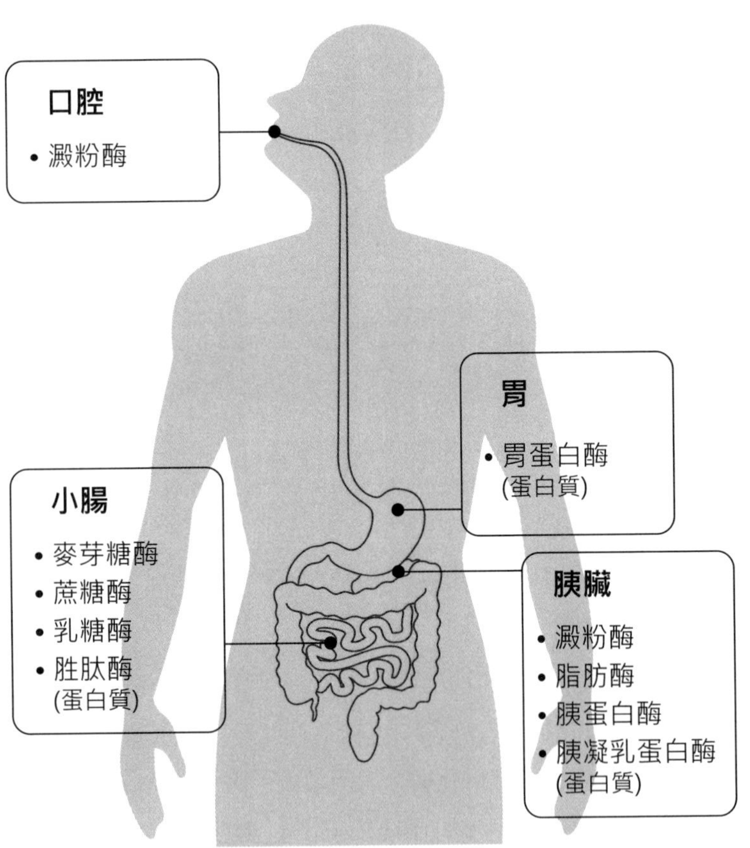
口腔
• 澱粉酶
胃
• 胃蛋白酶
(蛋白質)
小腸
• 麥芽糖酶
• 蔗糖酶
• 乳糖酶
• 胜肽酶
(蛋白質)
胰臟
• 澱粉酶
• 脂肪酶
• 胰蛋白酶
• 胰凝乳蛋白酶
(蛋白質)

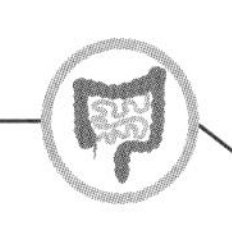

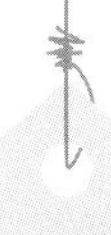

研究論文佐證的菌株——3R再接種益生菌

選擇適當的菌株與數量種入腸道，讓益菌排除壞菌，處理好「廚餘」，讓腸道黏膜層更強壯，可以抵禦外來的入侵者。

美國最佳醫院排行榜第二名的克里夫蘭醫院（Cleveland Clinic）近日公布了二〇一七年十項最有潛力的醫療創新科技，評選團隊由一百位優秀的醫師和研究員，從兩百個技術提名中選出最具有前瞻性的醫療技術。前三名分別是：

第一名：以腸道菌預防、診斷和治療疾病。

第二名：降低心血管疾病與死亡率的糖尿病藥物。

第三名：治療白血病和淋巴癌的細胞免疫療法。

本書前面的章節提到了腸道菌、糖尿病和免疫反應，**如果腸道黏膜強壯、沒有腸漏，腸道菌能夠安居樂業，身為宿主的我們就能享有健康**。

選對適合自己的益生菌產品

挑選益生菌產品以粉狀物最佳，製成錠劑要經過加熱、加壓的加工過程，會變成死菌，製成膠囊也需要經過加熱，對活菌恐怕有傷害。且膠囊本身是豬皮或玉米澱粉製成，是添加物的一種，多少會增加腸胃道負擔。

若希望吃進的益生菌能發揮功效，需根據自己的身體需要選購，純粹保養的話，五億菌株數就夠，但若是想治療嚴重便祕，菌株數要高達五十億以上。總之，**若是已經進入疾病的治療，例如：治療自閉症、自體免疫疾病等，益生菌就如同取代藥物，要求會比較嚴格**。

綜合以上資訊，我選購益生菌產品會注意以下幾個原則：

①品牌與品質，有合格實驗室認證。

②有明確的菌種、菌株名，要有研究論文佐證。

③純益生菌應該是沒有顏色、沒有甜味、香味，沒有添加物。

④菌株多樣性[120][121]。

⑤高菌落單位。

⑥輪流吃，不固定廠牌。

⑦要耐酸、耐鹼，能通過胃酸。

⑧最好是粉劑，直接到腸道。

Dr. HO常使用的益生菌配方

益生菌產品的菌株當然是要多樣性才最有效，但以我多年的腸胃科醫師經驗，以下兩種益生菌是我最常使用的配方，介紹如下：

鼠李糖乳酸桿菌

我喜歡歷史悠久的老藥，因為是安全、有效的藥才不會被市場淘汰。在選擇益生菌上，我也是秉持相同的道理，**這十幾年來我最推薦的益生菌是鼠李糖乳酸桿菌（Lactobacillus rhamnosus GG stain），它是在一九八三年自健康的人體中分離出來，在全球研究最多的一種益生菌**。

鼠李糖乳酸桿菌有近一千篇的研究論文支持，加上價格親民，從孕婦、嬰兒到老人都是安全的，且耐胃酸、膽汁，除了可以預防和幫助治療腹瀉、促進雙叉桿菌和嗜酸乳酸菌的生長，在急性肝炎發作和肝硬化的患者使用上也有多篇研究論文發表，是可調整腸滲漏並減少肝受傷的一個好產品[122]。

布拉酵母菌

在調整自閉症的腸胃道多年的經驗中，因為這些孩子不管是先天免疫系統中的自然殺手細胞，或是後天免疫系統中的補體、B細胞、T細胞都有缺損，導致他們從小就容易有中耳炎、鼻竇炎，兩、三歲前已經服用多次與多種抗生素，體內的黴菌與梭狀芽孢桿菌相對偏多。他們的表達能力不好，但家長總會提到孩子有便祕、排便惡臭的問題。

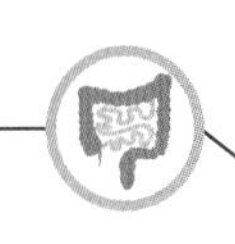

所以，在為他們挑選菌種時，我會選擇布拉酵母菌。這隻菌在二〇一五年消化道藥理和治療期刊有一篇系統性的回顧文章，在四千八百七十位病人的統計分析裡，**布拉酵母菌對抗生素引起的腹瀉，不論大人或小孩均有療效**[123]。

但要注意的是，布拉酵母菌對免疫力不全的患者會引發黴菌菌血症，所以，**請勿自行購買，須請醫師評估後再補充，才是安全的**。

未來益生菌配方可以客製化

益生菌跟益生元的概念在全世界已被普遍接受，功能性食物（functional food）這類可以改善健康、為健康加分的食物也開始受到重視。目前市面上益生菌產品的主流是將益生菌跟益生元結合在一起，希望讓消費者一次就能補充腸道整建時所需要的營養素。

不同的菌種與益生元，可以發酵出不同的代謝產物，製造乙酸、丙酸、丁酸等對人體不同部位的有益物質。

例如，果寡糖（fructooligosaccharides）加半乳寡糖（galactooligosaccharides）以及比非德氏菌（Bifidobacteria），比較會發酵成為乙酸；梭狀芽孢桿菌（Clostridium）加果膠（pectin），比較會發酵產生丙酸。

丙酸主要作用的部位是肝臟，若此人的肝有問題，需要更多的丙酸，就可以透過菌種與益生元的調配，客製化出最適合此人的益生菌配方[124]。

這是現在生技產業正在努力發展的方向，未來，將可以依據不同的疾病，提供病人不同的益生菌、益生元配方，補充個體較為缺乏的營養素。

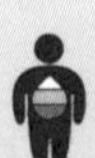

優格可以取代益生菌？

優格中的益生菌株數是低的，加上有些市售的優格含糖、添加了乳化劑、香料等食品添加物，自製優格又擔心汙染到其他雜菌，再加上有些人對乳製品（包含優格）有慢性食物過敏的問題，所以將優格當健康的食物偶爾來享用ok，但不適合當作醫療等級的益生菌來源。

種稻施肥、欣欣向榮——4R再生修復

腸道菌好比水稻秧苗，要種在肥沃的農田裡（腸壁黏膜上）。所以，腸道黏膜必須健康並能給予養分，腸道菌才會成為「寄生菌」。

均衡飲食，修復腸漏的縫隙

「修復」就是修復腸漏的縫隙。我們一方面要給予正確的營養素，讓黏膜快速補強，例如在本書第二章節曾提到黏蛋白的四種胺基酸、硫化物和磷脂質是黏液的主要成分，都要補充到位。

另一方面，要讓黏膜固有層的發炎反應盡快盪下來，所以，**要多攝取一些抗發炎的食物，例如含omega 3的魚類與核果類，富含維生素A的橘、紅、黃色蔬果與動物肝臟。**

最近很流行的薑黃，雖然也是一項很強的抗氧化物，但**本診所在慢性食物過敏的檢測中，統計有百分之十幾的人對薑過敏**，所以，我要再度強調均衡飲食與食物輪替觀念的重要性！

這也是醫界一再對大眾衛教的原因，**每天都要攝取澱粉、脂肪、蛋白質、維生素、礦物質等所有的營養素，不要採取過度激烈的減肥法**，長期拒吃某種營養素，光就腸胃科的範疇來說，消化道黏膜要健康，就是需要這麼多種類的營養素，不可偏廢。

避免採取過度激烈的減肥法

但近幾年在臨床上，因為飲食不當而來就診的病人愈來愈多。有些人是因為減肥不當，可能是吃了減肥藥，或是參考名人的減肥方法，拒吃脂肪、拒吃澱粉，或是工作太忙碌隨便吃，導致消化道的黏膜愈來愈脆弱。

有一個年輕的女病人來就診，她一天只吃一餐、只有吃一個便當，除此之外沒有吃別的東西。她有便祕的困擾，七天才上一次廁所。為什麼會便祕？答案就在她的飲食習慣裡。許多人以為人體只要有纖維、有益菌就能夠排便，但答案是NO。這是因為黏液層含有磷脂質，所以，**飲食中仍需攝取足夠的油脂，讓黏液有足夠潤滑的效果，才有助於排便與其他自我保護的作用**，當飲食中缺少脂肪時，也會導致便祕。

沒有硫化物食物，黏液就不會有足夠的雙硫鍵。而硫化物的食物來源有大蒜、洋蔥、青蔥、青椒、韭菜、青花菜、白蘿蔔等。

富含磷脂質的食物包含兩大類：

①**磷酸甘油脂類：**含量多、最常見的是卵磷脂，來源有蛋、黃豆、牛肉、動物肝臟、花生等。

②**神經醯胺磷脂類：**含量較少。

我請這位女孩早上一定要吃早餐，例如：喝個豆漿、泡杯芝麻糊，喝個燕麥奶等，常食物替換，這樣可以幫身體增加油脂的攝取。脂肪並不是萬惡之首，是人體的必需，與黏液的健康息息相關。

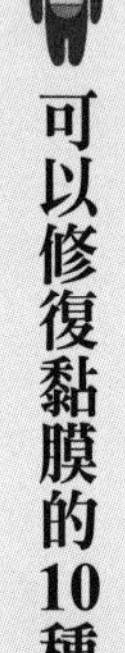

可以修復黏膜的10種營養素

①麩醯胺酸（glutamine）
②N-乙醯葡萄糖胺（n-acetyl-glucosamine）
③甘草（licorice）
④蘆薈提取物（aloe vera extract）
⑤纖維（fiber）
⑥阿拉伯半乳聚醣（arabinogalactans）
⑦薑黃（turmeric）
⑧槲皮素（quercetin）
⑨大米蛋白質（rice protein）
⑩中等鏈脂肪酸（medium chain fatty acid）

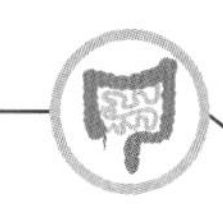

修復腸道的良藥——5R留住品味生活

腸道是人體的第二個腦，深受情緒與壓力的影響。我們應該要均衡飲食、釋放身心壓力、適度運動等，是修復腸道的一帖良藥！

遠離腸漏，紓壓好重要

在本書「神經系統疾病」那個章節裡（請見P.209），說明了壓力對人體消化道的影響，**短期壓力可以修復腸黏膜，但長期壓力會使腸漏與腦漏更嚴重**。所以，短期壓力是進步的動力，長期壓力會導致腦霧、甚至出現疲勞症候群。

每個人紓壓的方式不同，我的方法是去找老朋友聊天、洗個三溫暖、去看場電影、吃一頓好料、聽音樂、散步……，讓腦袋放空、放慢腳步，轉換環境、轉換心情。

我不建議花時間焦急地去搶購衛生紙、搶在汽油漲價前去排隊加油。為了省一點錢，但若換來更多的焦躁情緒與壓力，值得嗎？我相信知足常樂，笑口常開，而且不管遇到什麼事，天不會塌下來，正在看這本書的你絕對不是世界上最倒楣的人。現在的敵人，就是生命裡的大貴人，因為他們讓你有了新的思維、新的動力、新的人生歷練。

從小長輩就告訴我，第二名才有進步的空間，退一步海闊天空。無須焦慮與憂鬱，這樣就不用吃抗焦慮藥與安眠藥（二〇一七年北醫的研究報告指出，長期吃Zolpidem這種安眠藥會增加得到失智症的風險！）[125]。

擁好眠、提升睡眠品質

根據長庚醫院睡眠中心的研究，在二〇一七年，全台慢性失眠症盛行率為百分之十一點三；亞太多國精神醫學專家共同執行的「亞洲地區開立精神科藥物的型態」研究發現，台灣開立安眠處方藥物的比例非常高，位居亞洲第一。

人體的荷爾蒙系統是有一定的韻律的，太陽下山時壓力荷爾蒙皮質醇開始降低，同時血清素也降低，褪黑激素慢慢上升。血清素是褪黑激素的前驅物，在「神經系統疾病」章節裡（請見P.200），它們的原料是必需胺基酸的色胺酸。所以，若想要提升睡眠品質，方法如下：

①攝取富含色胺酸的食物，如香蕉、堅果、紅肉、黃豆等。

②睡前三小時不進食，以免血清素又被拉高。

③太陽下山後不再喝咖啡、茶，不服用高劑量的維生素B。

④入睡前心平氣和，別讓皮質醇又升高。

⑤臥室裡不要放3C產品，只有除濕機與空氣清淨機，不建議讓寵物睡臥房。

⑥睡眠要充足，晚上最好十一點前上床。

⑦睡前泡個澡，做些溫和的墊上運動。

運動是良藥，健走效果好

美國運動醫學會和美國醫學會在二〇〇九年起，共同推動「運動是良藥」計畫；在二〇一四年國際老年精神病學期刊中有一篇研究，指出**運動學習過程對罹患阿茲海默症的長者有正面效益**。目前台灣六十五歲以上的老人，每十三人中就有一人是失智症，養成良好的運動習慣刻不容緩。

運動也很有助於紓壓，因為運動後約二十分鐘左右，身體會開始分泌腦內啡，這是一種天然無害的嗎啡，會讓人快樂、放鬆。

國人很熟悉的「333運動準則」，是指每週至少運動三次、每次三十分鐘，心跳每分鐘要到達一百三十下。而世界衛生組織對長者的運動建議是每天運動三十分鐘，每週須達到一百五十分鐘，心跳每分鐘要到達一百一十下。根據國外研究報告顯示，每週一百五十分鐘的步行時間，可以降低百分之三十七的飯後血糖值。而肥胖、三高，正是老化最常見的退化性因子。

我強烈推薦「健走」這個運動項目，因為執行簡單，不需要到健身房，只要走到出汗即可。飯後休息之後健走，不要坐著看電視、滑手機，不要太依賴電梯、適度爬樓梯，天氣好時多到戶外散步、多曬太陽，利用生活的零碎時間與通勤的時候健走，較能持之以恆地達成運動目標。

打造居家好環境，戰勝腸漏

建議你可以放盆栽，有陽台、院子的人可拈花惹草，植物有紓壓、調整心情的功效。家有過敏患者，請勿使用地毯、布窗簾、布沙發，請改用羅馬簾、皮沙發等。

開窗保持通風

起床後要拉窗簾、開窗通風（房屋前後窗都要打開空氣才有對流效果），陽光可讓心情舒暢，讓紫外線照入家中可以殺菌。

消除家中壁癌

壁癌中會跑出黴菌，在空氣間散播，這是塵蟎的食物，會讓家中的塵蟎滋生更多，更容易引起過敏。

避免化學成分的清潔劑

洗衣服不用香精、柔軟精（以上可能含有塑化劑、防腐劑、界面活性劑），用天然的皂絲、皂粉為佳。

清潔地板用吸塵器＋清水擦拭一～二次，再加上乾布擦乾即可，**勿使用含化學成分的清潔劑**。

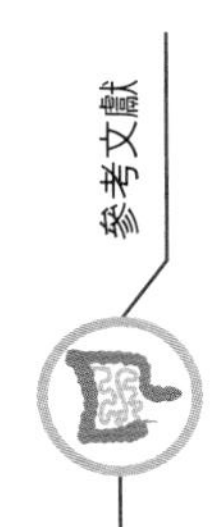

參考文獻

1. TEXTBOOK OF Gastroenterology J. B. LIPPINCOTT COMPANY.
2. Julia M. W. Wong, et al . J Clin Gastroenterol • 2006;40:235-243.
3. H. M. HANER, et al. Aliment Pharmacol Ther • 2008;27:104-119.
4. Tooping DL, et al. Physiol Rev • 2001;81:1031-64.
5. Drago Sabaric, et al. Med Glas • 2012;9:17-22.
6. Saad H. Al-Lahham, et al. Biochimica et Biophysica Acta • 2010;1801:1175-1183.
7. Ikuo kimura, et al. PNAS • 2011;108:19.
8. Jinghong Wang, et al. The Journal Of Biological Chemistry • 2006;281:45.
9. Kendle M. Maslowski, et al. Nature • 2009;461:1282-1286.
10. Al-Lahham SH, et al. Eur J Clin Invest • 2010;40:401-407.
11. Jon Meddings, et al. Gut • 2008;57:438-440.
12. Malin E. V. Johansson, et al. PNAS • 2008;105:39.
13. M. A. Pfaller, et al. Clinical Microbiology Reviews • 2007;20:133-163.
14. Min Kyung Jeon, et al. World J Gastrointest Pathophysiol • 2013;4:94-99.
15. Phoom Chairatana, et al. Critical Reviews in Biochemistry and Molecular Biology • 2017;52:45-56.

⓰ Ryu Okumura, et al. Experimental &Molecular Medicine • 2017;49:e338.
⓱ Marian R. Neutra, et al. Cell • 1996;86:345-348.
⓲ Stephen T. Ballard, et al. Annu Rew. Nutr • 1995;15:35-55.
⓳ Alessio Fasano, Clinic Rev Allerg Immunol • 2012;42:71-78.
⓴ Ryu Okumura, et al. Proc. Jpn. Acad. Ser • 2016;92:423-435.
㉑ Andrew J. Macpherson, et al. Science • 2004;303:1662-1665.
㉒ John W. Bostick, et al. Cell. Mol. Life. Sci • 2016;73:237-252.
㉓ Philippe J. Sansonetti. Immunology • 2004;4:953-963.
㉔ P. Brandtzaeg, et al. Gastroenterology • 1989;97:1562-1584.
㉕ Yaping Chen, et al. PNAS • 2002;99:14338-14343.
㉖ Anisa S. Ismail, et al. The Journal of Immunology • 2009;182:3047-3054.
㉗ DM Mckay, et al. Gut • 1999;44:283-289.
㉘ Koji Atarashi, et al. Nature • 2008;455:808-812.
㉙ Liang Zhou, et al. Current Opinion in Immunology • 2009;21:146-152.
㉚ Thomas Korn, et al. Annu . Rev. Immunol • 2009;27:485-517.
㉛ Yoshiyuki Goto, et al. Immunity • 2014;40:594-607.
㉜ Koji Atarashi, et al. Cell • 2015;163:367-380.
㉝ Tze Guan Tan, et al. PNAS • 2016;163:E8141-E8150.
㉞ Willian W. Agace, et al. Immunity • 2017;46:532-548.

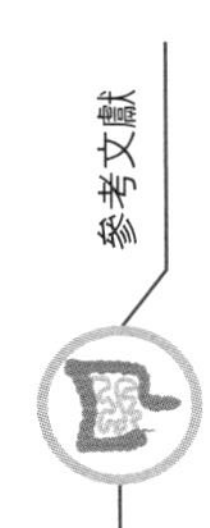

35 Menzies lS, Biochem Soc Trans • 1794;2:1040-1046.

36 Wenle Wang, et al. Journal of Cell Science • 2000;113:4435-4440.

37 A. Nusrat, et al. Am J Physiol Gastrintest Liver Physiol • 2000;279:G851-G857.

38 Alessio Fasano, et al. Nature • 2005;2:416-422.

39 Karen M. Lammers, et al. Gastroenterology • 2008;135:194-204.

40 Alessio Fasano, The American Journal of Pathology • 2008;173:1243-1249.

41 Alessio Fasano, Clinical Gastroenterology and Hepatology • 2012;10:1096-1100.

42 Alessio Fasano, Physiol Rew • 2011;91:151-175.

43 Laura de Magistris, et al. JPGN • 2010;51:418-424.

44 Ingvar Bjarnason, et al. Gastroenterology • 1995;108:1566-1581.

45 Z Lin, et al. Acta Pediatrics • 2005;94:386-393.

46 Junjie Qin, et al. Nature • 2010;464:59-65.

47 Felix Sommer, et al. Nature • 2017;15:630-638.

48 Ann M. OHara, et al. EMBO Report • 2006;7:688-693.

49 Besselink MG, et al. Lancet • 2008;371:651-659.

50 Arumugam M, et al. Nature • 2011;473:174-180.

51 Rajilic-Stojanovic M, et al. FEMS Microbiol Rev • 2014;38:996-1047.

52 Kim E. Barrent, et al. J Physiol • 2017;595:433-435.

53 Smith SB, et al. J Physiol • 2017;595:451-463.

54 Carlotta De Filippo, et al. PNAS • 2010;107:14691-14696.

55 Valentina Tremaroli, et al. Nature • 2012;489:242-249.

56 Breck A. Duerkop, et al. Immunity • 2009;31:368-376.

57 Adriana Cuervo, et al. Nutrition Reserch • 2013;33:811-816.

58 Kostic. A. D, et al. Cell Host Microbe • 2013;14:207-215.

59 Robert F. Schwabe, et al. Nature • 2013;13:800-812.

60 Wu. H. J, et al. Immunity • 2010;32:815-827.

61 Jose U. Scher, et al. Nat Rev Rheumatol • 2011;7:569-578.

62 Aaron Lerner, et al. Autoimmunity Reviews • 2015;14:1038-1047.

63 Erwin Gabele , et al. Journal of Hepatology • 2011;55:1391-1399.

64 Miura k , et al. Gastroenterol Res Pract • 2010;2010:362847.

65 Andrea De Gottardi, et al. Journal of Hepatology • 2011;55:1181-1183.

66 A J Wigg, et al. Gut • 2001;48:206-211.

67 J.Aron-Wisnewsky, et al. Clin Microbiol Infect • 2013;19:338-348.

68 D. Compare, et al. Nutrition, Metabolism&Cardiovascular Disease • 2012;22:471-476.

69 Remy Burcelin, et al. Seminars in Immunity • 2012;24:67-74.

70 Luca Miele, et al. Hepatology • 2009;49:1877-1887.

71 Xiong Ma, et al. Journal of Hepatology • 2008;49:821-830.

72 Mei Zhang , et al. World J Gastroenterol • 2016;22(40):8905-8909.

⑬ Bodil Ohlsson, et al. Biomedical Reports・2017;6:411-422.
⑭ Lotta K. Stenman, et al. EBio Medicin・2016;13:190-200.
⑮ S. de Kort, et al. Obesity Reviews・2011;12:449-458.
⑯ Jacques Amar, et al. Embo Mol Med・2011;3:559-572.
⑰ Mark Lyte, et al. Cell Tissure Res・2011;343:23-32.
⑱ Clarke MB, et al. Proc Natl Acad Sci USA・2006;103:10420-10425.
⑲ Lyte M, et al. Biochem Biophys Res Commun・1997;232:682-686.
⑳ Ashkan Farhadi, et al. World J Gastroenterol・2007;13(22):3027-3030.
81 Silverman, et al. J Neurosci・2000;20:401-408.
82 Richard Daneman, et al. Immunity・2009;31:722-735.
83 Sang H Rhee, et al. Nat Rev Gastroenterol Hepatol・2009;6:306-314.
84 Leo Galland, et al. J Med Food・2014;17(12):1261-1272.
85 Timothy G. Dinan, et al. J Physiol・2017;595.2:489-503.
86 Mark Lyte, Gut Microbes・2014;5:381-389.
87 Paul Forsythe, et al. Curr Opin Gastroenterol・2012;28:557-562.
88 Timothy G. Dinan, et al. BiolPsychiatry・2013;74:720-726.
89 Smith F, et al. Am J Physiol Gastrointest Liver Physiol ・2010;298:G352-G303.
90 Anja Sandek, et al. Current Opinion in Clinical Nutrution and Metabolic Care・2008;11:632-639.

91 P. C. Konturek, et al. Journal of Physiology and Pharmacology • 2011;62:591-599.

92 Emeran A. Mayer, et al. Annu. Rev. Med. • 2011;62:381-396.

93 Ping-Chang Yang, et al. American Journal of Patbology • 2006;168:104-114.

94 Giovanni Barbara, M D, Am J Gastroenterol • 2006;101:1295-1298.

95 T Piche, et al. Gut • 2009;58:196-201.

96 Mayer E A, Bioessays • 2014;36:933-939.

97 H. M. R. T. Parracho, et al. Journal of Medical Microbiology • 2005;54:987-991.

98 Williams BL, et al. PLoS One • 2011;6:e24585.

99 Jennifer G. Mulle, et al. Curr Psychiatry Rep • 2013;15:337.

100 Elaine Y. Hsiao, et al. Cell • 2013;155:1451-1463.

101 Aaron Lerner, et al. Autoimmunity Reviews • 2015;14:479-489.

102 Sabine Thuy, et al. The Journal of Nutrition • 2008;138:1452-1455.

103 Jotham Suez, et al. Nature • 2014;000:1-6.

104 Markus Kleinewietfeld, et al. Nature • 2013;496:518-522.

105 Tadasu Iizumi, et al. Archives of Medical Research • 2017.

106 Trasande L, et al. Int J Obes(Lond) • 2013;37:16-23.

107 Land JA, et al. Aliment Pharmacol Ther • 2011;33:922-929.

108 Jakobsson HE, et al. PloS One • 2010;5:e9836.

109 Mi Young Yoon, et al. Yonsei Med J • 2018;59(1):4-12.

110 Martz SL, et al. Sci Rep・2015;5:16094.
111 I. Bjarnason, et al. Scand J Gastroenterol・2004;39:807-815.
112 Laurent Ferrier, et al. American Journal of Patbology・2006;168:1148-1154.
113 A. Banan, et al. Alcohol・2007;41:447-460.
114 北區四城市中小學學生專題寫作比賽，106.復興小學：「塑」戰不「塑」絕。
115 Raish Oozeer, et al. Am J Clin Nutr・2013;98(suppl):561s-71s.
116 Elena Puertollano, et al. Curr Opin Clin Nutr Metab Care・2014;17:139-144.
117 Maureen M, et al. JAMA・2017;318(7):647-656.
118 Melanie Uhde, et al. Gut・2016;0:1-8.
119 Immunology Ivan M. Roitt Churchill Living Stone.
120 Susan A. Joyce, et al. Curr Opin Gastroenterol・2014;30:120-127.
121 Siobhan F Clarke, et al. Gut・2014;63:1913-1920.
122 Yuhua Wang, et al. Am J Physiol Gastrointest Liver Physiol・2012;303:G32-G41.
123 Johnston BC, et al. Ann Intern Med・2012;157:878-888.
124 Amy S. Van Wey, et al. Mol Nutr Food Res・2011;55:969-978.
125 Hui-Ting Cheng, et al. J Am Geriatr Soc・2017.

國家圖書館出版品預行編目資料

身體不健康，腸漏先知道：腸胃專科醫師整合最新醫學研究，戰勝過敏、慢性病、壓力情緒、免疫失調 新世代腸道重建療法！/ 何兆芬 作 . -- 初版 . -- 臺北市：三采文化，2018.04 -- 面；公分 . -- （三采健康館：118）

ISBN 978-986-342-971-5（平裝）
1. 腸道病毒 2. 保健常識
415.55　　107003522

■有鑑於個人健康情形因年齡、性別、病史和特殊情況而異，建議您，若有任何不適，仍應諮詢專業醫師之診斷與治療建議為宜。

suncolor
三采文化集團

三采健康館 118

身體不健康，腸漏先知道

腸胃專科醫師整合最新醫學研究，戰勝過敏、慢性病、壓力情緒、免疫失調 新世代腸道重建療法！

作者｜何兆芬
副總編輯｜鄭微宣　責任編輯｜藍尹君
美術主編｜藍秀婷　封面設計｜李蕙雲　美術編輯｜陳育彤
行銷經理｜張育珊　行銷企劃｜呂佳玲　文字整理｜曾詠蓁　插畫｜王小鈴

發行人｜張輝明　總編輯｜曾雅青　發行所｜三采文化股份有限公司
地址｜台北市內湖區瑞光路 513 巷 33 號 8 樓
傳訊｜TEL:8797-1234　FAX:8797-1688　網址｜www.suncolor.com.tw
郵政劃撥｜帳號：14319060　戶名：三采文化股份有限公司
本版發行｜2018 年 4 月 27 日　定價｜NT$350